Este libro
te hará dormir

Dra. Jessamy Hibberd y Jo Usmar

Traducción de Iolanda Rabascall

Rocaeditorial

Título original: *This book will make you sleep*

Copyright © 2014 Dr. Jessamy Hibberd and Jo Usmar

Primera edición: noviembre de 2014

© de la traducción: Iolanda Rabascall
© de esta edición: Roca Editorial de Libros, S. L.
Av. Marquès de l'Argentera 17, pral.
08003 Barcelona
info@rocaeditorial.com
www.rocaeditorial.com

Impreso por LIBERDÚPLEX, s.l.u.
Crta. BV-2249, km 7,4, Pol. Ind. Torrentfondo
Sant Llorenç d'Hortons (Barcelona)

ISBN: 978-84-9918-910-9
Depósito legal: B-20.760-2014
Código IBIC: JMAQ; VSPM

RE89109

Índice

Nota de las autoras

*E*n este mundo de constantes cambios en el que nos ha tocado vivir, a veces la existencia puede ser dura. Día a día, nos vemos empujados en diferentes direcciones, y tenemos que luchar contra la presión a la que nos someten factores externos y, lo que es más importante, a la que nos sometemos nosotros mismos. Cuantas más opciones, más responsabilidad, lo que en determinados casos puede ser un caldo de cultivo para el estrés, la desdicha y la falta de autoconfianza.

Son muy pocas (por no decir ninguna) las personas que creen que pueden abordar sin problemas el trabajo, cualquier tipo de relación y la vida en general. A la mayoría no nos iría nada mal una ayudita de vez en cuando, un pequeño empujón que nos muestre cómo mejorar el estado anímico, cómo cambiar el enfoque respecto a la vida y cómo sentirnos más satisfechos.

Esta serie tiene por objetivo ayudarte a comprender tus sentimientos, pensamientos y comportamientos; asimismo, te ofrece las herramientas para aplicar cambios positivos. No somos fans de la complicada jerga médica, por lo que hemos intentado hacerlo de un modo accesible, relevante y ameno, ya que sabemos que querrás experimentar progresos lo antes posible. Estas guías prácticas y concisas muestran cómo canalizar los pensamientos, desarrollar estrategias de superación y aprender técnicas prácticas para enfrentarte a cualquier adversidad de una forma más positiva y eficaz.

Creemos que la autoayuda no tiene por qué ser un campo confuso, con un tono pomposo o paternalista. Hemos recurrido a nuestra experiencia profesional y a los estudios más avanzados; hemos usado anécdotas y ejemplos que consideramos útiles y que esperamos que también lo sean para ti. La serie se compone de varios títulos; cada uno de ellos aborda un tema —el sueño, la felicidad, la confianza y el estrés— que suscita especial preocupación, para que puedas centrarte en aquellos que más te interesen.

Estas guías se enmarcan dentro de la terapia cognitivo-conductual (TCC), un tratamiento que ha dado increíbles resultados en una amplia diversidad de temas. Estamos convencidas de que esta terapia te ayudará a superar cualquier dificultad.

En estos libros, a menudo encontrarás unos diagramas llamados «mapas mentales». Se trata de un recurso fácil de usar y de entender que muestra cómo los pensamientos, el comportamiento y los sentimientos (desde un punto de vista tanto físico como emocional) están conectados entre sí. La idea es desglosar el problema en partes más pequeñas para que no parezca tan abrumador, y establecer opciones para aplicar cambios.

A lo largo del libro también encontrarás ejercicios y listas de verificación, cuyo objetivo es guiarte a través de pasos prácticos para que modifiques tu enfoque. La intención es facilitar dichos cambios integrándolos en tu rutina, porque no basta con leer la teoría. La única forma de afianzar el bienestar a largo plazo es poner en práctica todo lo aprendido y cambiar la experiencia en tu día a día.

Puedes elegir sentirte mejor —de verdad, sí que puedes—, y estos libros te enseñarán cómo lograrlo.

¡Buena suerte! Si quieres enviarnos tus comentarios, contacta con nosotras a través de la siguiente página web: www.jessamyandjo.com

Jessamy and Jo

Introducción

*D*ormir, reposar, descansar, echar una cabezadita... comoquiera que lo llamemos, el acto de dormir constituye una parte fundamental de nuestras vidas. No podemos decidir que ya no necesitamos dormir, del mismo modo que no podemos decidir que prescindimos de respirar. Es una función que el organismo realiza de forma automática, lo que significa que cualquier trastorno del sueño puede resultar una experiencia alarmante, frustrante, incluso catastrófica.

Pasamos más o menos un tercio de nuestras vidas durmiendo, por término medio —o al menos eso es lo que se supone que debemos hacer—. Pese a ello, cuando estamos tumbados en la cama, contando las horas que pasan hasta que suena el dichoso despertador, la sensación de impotencia puede ser abrumadora, y la falta de descanso puede empezar a pasarnos factura. Cuando dormimos bien, ni se nos ocurre pensar en tales cuestiones, sin embargo, cuando no podemos conciliar el sueño, la incapacidad de dormir puede llegar a convertirse en una obsesión. Es como el dolor de muelas: de repente no podemos pensar en otra cosa, y eso influirá en todo lo que hagamos y en cómo nos sintamos. Cuando no podemos descansar, nos tiramos de los pelos por no haber sabido apreciar aquellas maravillosas noches en que dormíamos a pierna suelta.

Tenemos que dormir para sobrevivir. No se trata solo de que al día siguiente no seamos capaces de rendir como es debido; mientras dormimos, el organismo lleva a cabo unos procesos psicológicos y fisiológicos extraordinarios. De hecho, se puede sobrevivir antes sin comer que sin dormir. Cuanto más trabajan el cuerpo y el cerebro durante el día, más necesidad tenemos de dormir, por lo que las consecuencias de la privación del descanso pueden ser demoledoras.

Pese a ello, resulta más difícil que nunca desconectar por completo en este mundo moderno en el que vivimos. Después de un día de trabajo, llegamos a casa para sentarnos frente al televisor o conectarnos a internet para echar un vistazo al alud de notificaciones de Facebook, tuits y mensajes de correo electrónico (tanto laborales como personales). Los teléfonos inteligentes forman ya parte de nuestras vidas; han implantado internet y las redes sociales en todos los aspectos que nos atañen, lo cual supone una constante fuente de distracción que dificulta la capacidad de descansar.

La buena noticia es que, si bien no podemos autoimponernos dormir, hay numerosos recursos a los que podemos recurrir para propiciar el sueño. Este libro tiene por objetivo presentarte unas pautas positivas que favorezcan el descanso, tanto si has pasado una noche de insomnio, como si llevas una semana, un mes o un año experimentando dificultades.

Trastornos del sueño

Este libro trata problemas específicamente asociados a conciliar el sueño, a no dormir suficientes horas y al insomnio. No abordamos cuestiones tales como trastornos respiratorios relacionados con el sueño, el síndrome de las piernas inquietas, el sonambulismo, la narcolepsia, la hipersomnia, los terrores nocturnos ni otras parasomnias.

Si sufres uno de los trastornos acabados de mencionar, o si llevas mucho tiempo con graves problemas para dormir, deberías hablar con tu médico de cabecera; es posible que necesites ayuda de un especialista.

Las técnicas y estrategias que recomendamos en este libro favorecerán unas pautas más naturales para dormir que podrás combinar con el tratamiento que te sugiera el médico de cabecera, de modo que podrás beneficiarte de un criterio doble.

¿Por qué nos afecta la falta de sueño?

Son muchas las razones que imposibilitan o alteran el sueño: el estrés, un acontecimiento importante en la vida, un cambio en el entorno donde duermes, problemas de salud, etc.
O quizás hace mucho tiempo que no descansas como es debido y has aceptado ese estado de cansancio permanente como una forma de vida.

La privación del sueño puede provocar una gran sensación de soledad (en especial si tu pareja ronca plácidamente a tu lado). Puedes sentirte desmoralizado, desmotivado e incluso irascible. No obstante, es importante que recuerdes que no estás solo. El 25 por ciento de la población en el Reino Unido y aproximadamente entre cincuenta y setenta millones de estadounidenses sufren algún trastorno relacionado con el sueño que afecta a su vida diaria. Aunque es posible que esta información no te reconforte, debería bastar para que no te sientas como la única persona sobre la faz de la tierra que se dedica a contar ovejitas con creciente desespero a las tres de la madrugada.

En la sociedad actual, sometida a un ritmo de vida tan vertiginoso, parece que el día no tenga suficientes horas como para dar cabida a todo, y el sueño puede ser lo primero que se resienta. Puedes sacrificar horas de sueño para trabajar o para salir con los amigos, o permanecer tumbado en la cama pensando en todo lo que tienes que hacer al día siguiente. Por desgracia, el sueño perdido no se recupera, por lo que cualquier pauta negativa en la que incurras causará estragos en tu rendimiento. Cuando estás estresado porque no puedes dormir, es posible que, sin darte cuenta, hagas algo que empeore la situación. Tus pensamientos se vuelven más confusos, lo que provoca que te comportes de forma diferente y te deja con una sensación de agotamiento, con los sentimientos desbordados.

Por más intimidatoria que parezca la posibilidad de abordar

los trastornos del sueño, existen formas eficaces y sencillas de recuperar la normalidad y reconstituir asociaciones positivas relacionadas con el descanso.

Breve presentación del libro

La falta de descanso afectará a la mayoría de las personas en un momento u otro de sus vidas; por eso hemos escrito este libro. Las dos hemos experimentado la tediosa sensación —que acaba por derivar en pánico— de permanecer despiertas por la noche y pensar cómo nos habríamos podido beneficiar de un libro como este. Todo lo que encontrarás aquí es conciso, accesible y —esperamos— comprensible al cien por cien. Las estrategias y técnicas fáciles de adoptar que recomendamos te ayudarán tanto ahora como en el futuro. Esperamos que los lectores con ideas afines se reconozcan en lo que hemos escrito, y que este libro les ayude a recuperar la confianza para solventar cualquier trastorno vinculado al descanso.

El sueño tiene un efecto directo en tu forma de pensar, de comportarte y de sentir, tanto desde un punto de vista físico como emocional, por lo que abordar los problemas te cambiará la vida. ¡Y no exageramos!

Utilidad del libro

Este libro es un práctico manual que te ayudará a dormir mejor. Una recomendación: si deseas aplicar cambios positivos a largo plazo, invierte tiempo en las estrategias. Las técnicas que recomendamos están clínicamente probadas. Es necesario romper con los malos hábitos a la hora de dormir y aplicar nuevos hábitos positivos.

Si bien algunas actividades tendrán un impacto inmediato, otras necesitarán tiempo y práctica hasta que las aceptes con naturalidad. Es como en cualquier otra cuestión: cuanto más tiempo dediques, más sencillo será. Si adoptas estas técnicas en tu vida cotidiana, estamos convencidas de que tus patrones de sueño mejorarán.

Te enseñaremos a usar un diario sobre hábitos de descanso que te ayudará a comprender cómo duermes (ver capítulo 3). Quizá te parezca una actividad un tanto tediosa, pero los resultados son increíblemente eficaces. Escribir lo que te pasa, tus sentimientos y opinión acerca del tema en cuestión te ayudará a pensar de una forma lógica y racional (dos de los primeros procesos mentales que pierdes cuando estás exhausto). Es una buena forma de desglosar los problemas, para que resulten más manejables, y supondrá una fuente de inspiración cuando mires hacia atrás y veas tus progresos.

Tal como ya hemos mencionado, este libro se enmarca dentro de la terapia cognitivo-conductual (ver capítulo 2), un enfoque muy efectivo que se centra exclusivamente en el problema. Aprenderás una serie de principios que te ayudarán a tratar tus trastornos del descanso y que podrás utilizar el resto de tu vida.

Cómo sacar el máximo partido del libro

◆ Lee los capítulos en orden, ya que cada uno de ellos se basa en el anterior.

◆ Invierte tiempo en todas las estrategias (identificadas por el símbolo ✪), en vez de prestar atención a unas y desestimar otras. ¡Estas técnicas funcionan! Si las pruebas todas, te estarás dando a ti mismo la máxima oportunidad de dormir mejor.

◆ Compra una libreta y dedícala a este libro. Algunas de nuestras estrategias implican tomar notas o realizar dibujos (incluyendo el diario ya mencionado). Las notas adquirirán un trato de material «oficial», y te reportará una gran alegría ver hasta dónde has llegado.

◆ Romper con los malos hábitos lleva su tiempo (más o menos, veintiún días) por lo que no te decepciones si no duermes como un bebé desde la primera noche. Las estrategias surtirán efecto si mantienes el tesón.

No aceptes la privación del sueño como un proceso natural. Lucha por recuperar el control, y empieza a soñar con unas plácidas noches de descanso.

Capítulo I

Mientras dormías

Este capítulo explica qué es el sueño, por qué necesitamos dormir y qué tipo de complicaciones pueden alterarlo. Comprender por qué no consigues conciliar el sueño te ayudará a identificar los aspectos en los que has de centrarte para dormir mejor.

¿Qué es el sueño?

*E*l sueño es un bicho raro, e intentar descubrir con exactitud qué sucede cuando nos abandonamos al sueño ha ocasionado un sinfín de noches de insomnio a mil y un científicos. Los procesos por los que pasamos mientras dormimos son extraordinariamente complejos; pese a ello, hay una cuestión en la que todo el mundo está de acuerdo: dormir es esencial para mantener la mente y el cuerpo en funcionamiento. Si no durmiéramos, nos convertiríamos en zombis (un estado que es probable que reconozcas después de haber pasado una noche en vela).

El sueño nos aporta la oportunidad de recuperar fuerzas y de regenerarnos. Es un proceso activo; mientras soñamos con que nos toque la lotería y brincamos eufóricos en fuentes llenas de champán, el organismo está llevando a cabo unas actividades vitales para la vida. El sueño afecta a la habilidad de usar el lenguaje, de mantener la atención y de asimilar lo que vemos y oímos. El cerebro se afana en filtrar información, generando recuerdos y seleccionando detalles emocionales para crear nuevas perspectivas e ideas. Mientras dormimos, el cerebro también se encarga de organizar todo aquello que hemos aprendido durante el día, activar sentimientos y propiciar una determinada actitud cuando nos despertamos. Y esa tan solo es la parte psicológica; los procesos físicos también son espectaculares. El cuerpo está relajado, en un estado de inmovilidad para evitar que actuemos en sueños, y el sistema endocrino (el grupo de glándulas que regulan aspectos tales como el metabolismo, el crecimiento y la regeneración) se activa, segregando hormonas que nos mantienen dormidos.

El sueño: datos y cifras

Una de las quejas más comunes que oyen los médicos es la de la falta de descanso. El 51,3 por ciento de los adultos en el Reino Unido tiene problemas para dormir, y uno de cada diez individuos sufre insomnio (una persistente imposibilidad de dormir de forma ininterrumpida). Esta estadística alarmante se dispara a uno de cada cinco en personas con más de sesenta y cinco años. Quizá no sorprenda que la privación del sueño sea considerada un grave problema para la salud pública.

La Oficina Nacional de Estadística de Reino Unido llevó a cabo un amplio estudio para investigar los problemas de salud más frecuentes entre la población general de dicho país en el 2001, y los trastornos del sueño y fatiga fueron, con diferencia, las preocupaciones más frecuentes de la población. Aquellos que sufrían problemas de descanso también expresaron el tremendo efecto negativo del insomnio en su salud mental y emocional.

Pero no se trata de un problema confinado al Reino Unido, ni mucho menos. Cada año, en el mundo se gastan miles de millones de euros en prescripción de fármacos y otros remedios para dormir. En el 2009, en Estados Unidos, el sistema de vigilancia de factores de riesgo conductuales constató que el 37,9 por ciento de 74.571 encuestados contestaron que se habían quedado dormidos de forma no intencionada una vez al día durante el mes anterior, como mínimo. No se trata solo de un inconveniente (y de una lamentable forma de llamar la atención), sino que también puede ser peligroso.

Todos tenemos que dormir. Estamos programados para hacerlo, y por más que nos empeñemos en intentarlo, no podemos desestimar tal necesidad. Como consecuencia, el hecho de ser incapaces de conciliar el sueño, incluso cuando estamos exhaustos, supone un grave problema. Pero que no cunda el pánico. Este libro te ayudará a lidiar y a superar con celeridad los problemas asociados a la falta y a los trastornos del sueño.

Niveles de privación del sueño

Todos somos diferentes, por lo que tanto la calidad como el número de horas necesarias de descanso varían enormemente de un individuo a otro. A pesar de la creencia popular, no existe un número genérico «perfecto» de horas para dormir que nos convenga a todos por igual. La mayoría de los adultos duerme de media entre siete y ocho horas y media por noche. Sin embargo, hay personas que son capaces de funcionar sin problemas durmiendo tan solo cuatro horas (únicamente alrededor de un uno por ciento de individuos es tan afortunado, según el Centro del Sueño de la Universidad de Loughborough), mientras que otras necesitan nueve o diez horas. No existe un consenso general ni una regla de oro. El sueño es un aspecto del todo personal, intransferible. Quizá tú necesites seis horas por noche para rendir al máximo; en cambio, otra persona de tu mismo sexo, edad, altura y peso tal vez requiera ocho horas. No es posible concretar ni deducir cómo asimila el organismo el número de horas que necesita dormir respecto al número de horas que duermes. Por eso tienes que guiarte por cómo te sientes —tanto desde un punto de vista físico como mental— en lugar de optar por cómo crees que deberías sentirte. Si te sientes exhausto después de haber dormido solo cinco horas una noche, eso supone un indicador bastante acertado de que necesitas dormir más de cinco horas por noche. Tu cuerpo no miente.

El efecto que provoca la privación del sueño es también una cuestión absolutamente personal. Apenas se llevan a cabo experimentos al respecto, y eso es debido a cuestiones éticas en relación a tales prácticas. Algunas pruebas realizadas en las décadas de 1950 y 1960 (que dieron mucho que hablar por los riesgos que comportaban) ilustraron la importancia de dormir. Los efectos físicos y emocionales en los individuos que se sometieron a tales pruebas tras una prolongada interrupción importante del sueño fueron tremendos, por eso privar a alguien del descanso es una de las peores formas de tortura. Tenemos que dormir para sobrevivir. La edad, el estilo de vida, la dieta y la opinión respecto al sueño son factores relevantes que influyen en el número de horas que cada individuo necesita dormir. Modificar la opinión o el enfoque respecto al sueño es una cuestión fundamental para poder dormir mejor, tanto si se trata de una mala noche de vez en cuando como de no dormir bien durante varias semanas o sufrir insomnio.

¿Qué es el insomnio?

El insomnio es un trastorno del sueño que se repite por lo menos tres noches por semana durante más de un mes. El cuerpo y la mente están despejados cuando intentamos dormir, lo que comporta un ciclo de pocas horas de sueño, pensamientos negativos y determinadas pautas conductuales.

Los síntomas más frecuentes del insomnio son:

◆ Insomnio inicial: dificultad para conciliar el sueño. Es la alteración del sueño más frecuente. Hay personas a las que les cuesta quedarse dormidas, pero cuando lo consiguen, la calidad de sueño es buena.
◆ Insomnio intermedio: dificultad para dormir sin interrupciones. Es el segundo trastorno más común. Se caracteriza porque la persona se despierta varias veces y luego tiene problemas para volver a dormirse.
◆ Insomnio terminal: la persona se despierta muy temprano por la mañana y no es capaz de volver a dormirse.
◆ Calidad insatisfactoria de sueño: algunas personas tienen un sueño poco profundo, agitado, inconsistente, que no les permite descansar bien. Se sienten irascibles, cansadas, y les cuesta funcionar como es debido al día siguiente.

Es importante descartar circunstancias en las que estos síntomas podrían ser el resultado de la ingestión de drogas, medicamentos o una condición médica (por ejemplo: la narcolepsia y un trastorno de ansiedad generalizado).

La buena noticia es que existen métodos proactivos para combatir los trastornos del sueño, tanto si son frecuentes, si se padece insomnio agudo o si se trata de una mala noche esporádica.

¿Qué nos hace dormir?

Hay dos procesos que operan juntos para regular el sueño:

◆ El homeostato del sueño, que nos envía señales para dormir cuando lo necesitamos.
◆ El ritmo circadiano, que controla cuándo dormimos.

El homeostato del sueño: La palabra «homeostasis» deriva de la palabra griega «homeo» que significa 'constante' y «stasis» que significa 'estable'. El término describe una compleja serie de procesos que mantiene el cuerpo de forma tanto (sí, has dado en el clavo) constante como estable. El homeostato del sueño dicta cuántas horas de sueño necesitas, en función de cuánto has dormido y lo cansado que te sientes. Por ejemplo, si solo has dormido un par de horas, tu homeostato hará que te sientas cansado con el fin de indicarte que necesitas descansar para encontrar el equilibrio y mantener el buen funcionamiento del cuerpo. Interprétalo como un «recaudador de horas de sueño» o regulador interno: a tu cuerpo le debes un descanso, y tu homeostato del sueño es el encargado de asegurarse de que se lo darás.

El ritmo circadiano: Nombre curioso para el reloj biológico humano. El cuerpo está programado para responder a la luz y a la oscuridad en un ciclo de alternancia de vigilia y sueño de veinticuatro horas. Nuestro reloj interno está programado de una forma un tanto diferente: hay personas que se sienten más activas por la mañana, en cambio hay otras que rinden más por la tarde o por la noche. Este proceso está regulado por la melatonina, la hormona del sueño. En la oscuridad, el cerebro induce a la glándula pineal a segregar más melatonina, lo que provoca que te sientas más cansado. En cambio, cuando hay luz, la glándula pineal segrega menos melatonina para que te sientas más despierto. Por eso los trabajadores por turnos y las personas que viven en lugares donde los inviernos son muy largos (como en los países escandinavos) pueden sufrir un trastorno afectivo estacional (TAE): sus cuerpos producen más cantidad de melatonina de lo normal o de la cantidad ideal (teniendo en cuenta que necesitan trabajar), lo que conlleva un constante cansancio que les provoca un sentimiento anímico bajo. Es la razón —combinada con el frío— de que muchos de nosotros sintamos el deseo de «hibernar» en los meses de invierno y que no tengamos ganas de salir a la calle cuando oscurece temprano.

Deuda de sueño

La deuda de sueño es una forma simple de pensar qué sucede cuando pierdes horas de sueño. Cuanto más en deuda estés (es decir, cuantas más horas sin dormir acumules), más cansado te sentirás. La buena noticia es que tu homeostato del sueño (el «recaudador de horas de sueño») no te exigirá que te pongas al día inmediatamente respecto a todas las horas que has perdido. Puedes recuperarlas a la noche siguiente, durante el siguiente par de semanas o incluso durante los siguientes meses.

Por consiguiente, no te asustes si pasas una mala noche o un par de malas noches de forma esporádica. Hay estudios que demuestran que, incluso si duermes tan poco como un par de horas, con eso basta para evitar efectos dañinos en el funcionamiento cerebral —siempre y cuando solo se trate de una mala noche de vez en cuando—. No te sentirás en plena forma, pero podrás ir tirando durante el día. Lo más importante es recordar que dormir unas horas menos supone una carga llevadera; el problema está cuando ocurre con frecuencia.

Además, aún hay más buenas noticias: solo necesitas recuperar un tercio de las horas que has perdido para volver a sentirte en plena forma. Por ejemplo, si Lucy necesita dormir seis horas por la noche para sentirse bien, pero solo ha conseguido dormir tres horas en las dos últimas noches, únicamente necesitará recuperar dos de las seis horas perdidas (un tercio de la deuda) y no existe una fecha límite para devolver esas horas.

Los efectos de no dormir

Los efectos de una falta regular de horas de sueño pueden ser, digámoslo sin rodeos, catastróficos. Puede tener un efecto directo en las emociones, el comportamiento y el estado físico. Las conductas y sentimientos negativos no se limitan solo a las horas nocturnas; se propagan por tu vida diaria mientras te preocupas pensando cómo asumirás las responsabilidades, incluso si, en realidad, las asumes sin ningún problema.

En el plano físico, puedes sentirte cansado y dolorido, entumecido y desorientado. También puedes estar más torpe ya que se reducen los reflejos, lo cual afecta a la coordinación ojo-mano. Una investigación sobre los vínculos entre el sueño y la salud física reveló que las personas que sufren insomnio son más propensas a sufrir enfermedades coronarias, presión arterial elevada, enfermedades neurológicas, dolor crónico y trastornos respiratorios, urinarios y digestivos. Fantástico, ¿verdad?

La privación del sueño puede convertirse en una obsesión. Te preocupas por la capacidad de aguante o por cómo rendirás a la mañana siguiente, lo que te empuja a intentar anticipar y controlar las horas de descanso. Si estás estresado en el trabajo o en casa, esto puede degenerar en un sentimiento de miedo ante la imposibilidad de dormir, y a menudo es más fácil convertir ese miedo en el centro de atención en lugar de intentar enfrentarte a otros aspectos complicados en la vida. Las prioridades se tornan difusas; estás intentando solucionar el problema que tienes para dormir en lugar de la razón original, sin darte cuenta de que estás añadiendo más presión y prolongando de forma activa ambos problemas. Tu capacidad de retentiva se resentirá, ya que no has procesado información a lo largo de la noche, y dado que te distraerás con más facilidad, tus pensamientos pueden tornarse confusos.

En el plano emocional, el hecho de no dormir puede propiciar que te sientas muy deprimido. Te sentirás frustrado, asustado, solo, y empezarás a cuestionarte si algún día serás capaz de recuperar la normalidad. Estarás irascible y malhumorado, y te notarás angustiado por cómo te afecta la cuestión y qué puedes hacer al respecto.

Por último, la falta de sueño puede ejercer un enorme impacto en tu comportamiento. Quizás empieces a faltar al trabajo o a eventos sociales, con la sensación de que no puedes soportar la presión de lo que los demás esperan de ti. Esto puede afectar a tu familia, amigos o pareja, y a tu trabajo. Puede que cambies de rutina y agregues una siesta durante el día, o evites irte a la cama hasta ya entrada la madrugada, lo que solo servirá para incrementar la falta de descanso por la noche, y quizás incluso agravará la situación.

En tal estado, el cuerpo no funciona como es debido; estás tan preocupado con la idea de dormir y las consecuencias de no dormir las suficientes horas que frustras el proceso natural, automático, que yace detrás de todo ello. Cuanto más deseas dormir, menos lo consigues; es como si al sueño le gustara ponerte trabas para que no ganes la partida.

¿Qué factores afectan al sueño?

La edad

La edad lleva todos los números para triunfar en el juego de dormir poco. Los recién nacidos duermen prácticamente todo el tiempo, solo se despiertan para comer; en cambio, los adolescentes necesitan menos tiempo, si bien todavía son bastantes horas (los jóvenes no se pasan todo el día haciendo el remolón). Pero a medida que pasan los años, necesitamos dormir menos horas, y la calidad del sueño cambia. Ya no estamos creciendo físicamente, así que el cuerpo no exige la misma cantidad ni intensidad de horas de descanso. Al llegar a la vejez, el sueño pasa a ser más ligero y con más interrupciones;

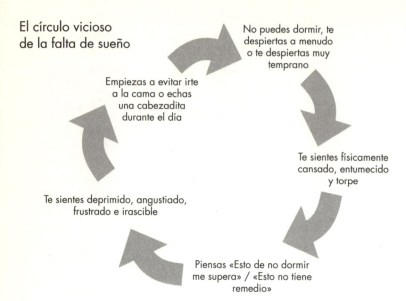

El círculo vicioso
de la falta de sueño

No puedes dormir, te
despiertas a menudo
o te despiertas muy
temprano

Empiezas a evitar irte
a la cama o echas
una cabezadita
durante el día

Te sientes físicamente
cansado, entumecido
y torpe

Te sientes deprimido, angustiado,
frustrado e irascible

Piensas «Esto de no dormir
me supera» / «Esto no tiene
remedio»

empezamos a echar alguna cabezadita durante el día y a dormir
menos durante la noche.

El estilo de vida y el entorno

El ambiente personal puede tener un enorme efecto a la hora de
dormir. Por ambiente se entiende: tener demasiado calor
o demasiado frío, que haya excesiva luz en la habitación o
demasiado ruido, que te encuentres en un espacio que no te es
familiar, o que duermas junto a una persona cuyos ronquidos
hagan temblar las ventanas. La dieta, el ejercicio y las horas de
trabajo también tendrán un efecto directo.

El estrés, la ansiedad y los trastornos emocionales

Si estás estresado y preocupado por algo que te pasa (o respecto
al hecho de no poder dormir), te costará más aquietarte. Los

acontecimientos más relevantes en la vida, tanto los positivos (por ejemplo: casarse o empezar un nuevo trabajo) y los negativos (por ejemplo: angustia por una mala situación económica, divorcio o duelo) pueden provocar que no duermas durante toda la noche o que te despiertes de madrugada.

La salud física

Intentar dormir con la nariz tapada, con otitis o con dolor de espalda parece impensable, ¿verdad? No puedes respirar o no puedes moverte a causa del dolor, así que, ¿cómo vas a dormir? Las enfermedades crónicas, tales como la osteoporosis o la diabetes, pueden entorpecer de forma drástica los patrones de sueño. Si pones interés en tu salud física, eso puede propiciar un efecto dominó que acabe por resolver los trastornos del sueño. Tal como hemos mencionado en la introducción, si crees que quizá sufres apnea del sueño (una pausa temporal en la respiración mientras duermes), sonambulismo o el síndrome de las piernas inquietas, deberías hablar con tu médico de cabecera. Sin embargo, si lo que te mantiene despierto son los ronquidos de tu pareja, el 99 por ciento de todos los casos pueden ser curados con unos simples remedios que no requieren receta médica.

La salud mental

Dormir mal puede incrementar el riesgo de sufrir un problema mental o ser uno de los síntomas de un problema de salud mental —es posible en ambos sentidos—. Si crees que puedes sufrir un problema psicológico como, por ejemplo, una depresión, un trastorno de ansiedad generalizado o un trastorno de estrés postraumático, visita a tu médico de cabecera y, a la vez, sigue las pautas que te indicamos en este libro. En caso de depresión es importante identificar si tus problemas para dormir son una consecuencia de tu estado anímico o viceversa. Si crees que los problemas para dormir pueden ser un síntoma de depresión, es importante que busques el tratamiento adecuado.

Es esencial un enfoque que tenga en cuenta tanto la imposibilidad de dormir como tu problema de salud mental para que las estrategias que te recomendamos sirvan de ayuda.

Reconocerte a ti mismo en una de las situaciones arriba citadas (o quizás en todas ellas) es positivo, lo creas o no, porque existen formas eficaces y simples de abordar la mayoría de estos casos (aparte de en el caso de hacerte mayor —lo sentimos— puedes propiciar una mejoría en los patrones de sueño, tengas la edad que tengas). Sin embargo, aunque no detectes ninguna razón obvia que te incite a sufrir problemas para dormir, si cambias tu comportamiento, tus emociones y enfoque hacia el acto de dormir, notarás una enorme mejoría.

Otras cuestiones que afectan al sueño
Soñar

Nadie entiende realmente los sueños. Habrá quien diga que sí, pero la verdad es que no. No existen datos definitivos para descifrar qué son, de dónde provienen y por qué los tenemos. Algunos científicos creen que no tienen ninguna función especial, en cambio otros opinan que son una parte fundamental de nuestro bienestar mental, emocional y físico (sí, las teorías son muy variadas). Freud creía que los sueños son representaciones inconscientes de nuestros deseos más íntimos —un intento por parte de nuestro subconsciente de identificar y resolver pensamientos, deseos y problemas importantes que tu mente consciente tendrá que abordar más tarde—. Tú decides si eliges creer en tal teoría o no; todo lo que sabemos desde una base científica es que los sueños están asociados a la dopamina.

La dopamina es un neurotransmisor (una sustancia química del cerebro que envía señales a las neuronas) que juega una parte decisiva a la hora de decidir en qué deberíamos concentrarnos —puede llevar información hacia delante o moverla hacia atrás—. La parte del cerebro que se encarga de las emociones, sensaciones y recuerdos se vuelve más activa durante la fase del sueño en la que tienes más probabilidades de soñar (esta es la denominada fase REM, de la que ya hablaremos más adelante), así que podría ser que el cerebro quiera darle sentido a su actividad interna creando sueños —películas— en la cabeza. Otra teoría sugiere que los sueños pueden ayudarte a seguir dormido, dado que mantienen la mente ocupada para que no te despiertes mientras otras partes del cerebro descansan y se recuperan. De todos modos, no se trata de nada más que de simples hipótesis; si quieres, puedes añadir una teoría de tu propia cosecha.

Pesadillas

Las pesadillas son espantosas, pero todo el mundo las sufre de vez en cuando. La definición oficial es: un sueño intenso y aterrador que despierta al durmiente en un estado de pánico. Normalmente las pesadillas ocurren por la mañana temprano, y suelen estar influidas por experiencias o pensamientos incómodos que han sucedido el día anterior. Se cree que las pesadillas recurrentes (por ejemplo soñar que corres tanto como puedes, pero sin embargo no avanzas) son el resultado de la ansiedad. Tras un sueño terrible, si te despiertas de forma súbita puedes experimentar un período de inmovilidad. Los músculos se relajan durante la fase REM y pueden permanecer paralizados durante un tiempo corto si te despiertas en estado de conmoción.

Terrores nocturnos

Los terrores nocturnos son —valga la redundancia— aterradores. Son una interrupción del sueño en la que te despiertas sintiendo un miedo y un pánico incontrolables. Tu ritmo cardíaco se dispara y puede que sudes e incluso grites. Son más horrorosos que las pesadillas, ya que solo ocurren cuando estás profundamente dormido, y no son provocados por los sueños; son una respuesta emocional que se activa sin ninguna causa específica. La buena noticia es que, a la mañana siguiente, no te acordarás de nada, ya que no estabas soñando, así que no habrá ninguna imagen espantosa que te ponga la piel de gallina. Normalmente, los terrores nocturnos empiezan y acaban en la infancia. Aproximadamente el 18 por ciento de los niños los experimentan, y solo un 2 por ciento de la población adulta. Los terrores nocturnos son más propensos a suceder cuando hay falta de sueño, después de ingerir alcohol o durante un período de estrés. Los terrores nocturnos en adultos suelen estar asociados a un trauma previo, así que si te sientes identificado con esta experiencia, nuestro consejo es que vayas a ver a tu médico de cabecera.

Sonambulismo y somniloquia

Ocurren durante la fase de sueño profundo. No están relacionados con el acto de soñar, y los que los sufren raras veces recuerdan nada cuando se despiertan (un hecho muy molesto para los testigos). El sonambulismo es más común en niños en edades comprendidas entre cinco y doce años. En teoría, el 15 por ciento de los niños han sido sonámbulos por lo menos una vez. Es un estado mucho menos común en adultos; el promedio está entre un 2 y un 5 por ciento de la población adulta, de los que la mayoría empezó a ser sonámbula en la infancia. Igual que con los terrores nocturnos, son más propensos a suceder cuando hay falta de sueño, se ha ingerido alcohol o en una etapa de estrés. La somniloquia —o lo que es lo mismo, hablar dormido— se da en un 4 por ciento de los adultos (de nuevo, es más común en niños). Puede abarcar desde manifestaciones de habla incoherente e incomprensible hasta discursos elocuentes, pero casi nunca es un problema serio para el hablante, sino más bien para la pareja.

Rechinar los dientes (también conocido como bruxismo nocturno)

Se estima que aproximadamente a un 8 por ciento de la población le rechinan los dientes por lo menos dos noches por semana. Es más común en personas que consumen grandes dosis de cafeína, alcohol y nicotina, y puede ser sintomático de un estrés y de una ansiedad subyacentes. El bruxismo nocturno no solo interrumpe el sueño, sino que además puede provocar dolor de mandíbula y de cabeza, e incluso dañar los dientes. Si el problema persiste, deberías dar los pasos necesarios a fin de combatir el estrés o ansiedad y visitar al dentista para que te aplique algún tratamiento para proteger los dientes, como una férula de relajación.

El simple hecho de no ser capaz de dormir puede tener consecuencias devastadoras, pero con un cambio de perspectiva y de actitud lograrás solucionar el problema. Y aquí es donde interviene la terapia cognitivo-conductual o TCC (ver capítulo 2).

Los «imperdibles» del capítulo

✓ Un cambio de perspectiva y de actitud respecto al sueño alterará de forma positiva la calidad del sueño.

✓ Existen métodos proactivos para combatir los trastornos del sueño y poder dormir toda la noche.

✓ No puedes imponerte el sueño, pero puedes propiciarlo abandonando malos hábitos.

2

Terapia cognitivo-conductual

La terapia cognitivo-conductual (TCC) ofrece técnicas para cambiar de enfoque, actitud y reacción ante el sueño. A continuación te explicamos por qué es tan genial y de qué forma puede ayudarte.

¿Qué es la TCC?

*L*a terapia cognitivo-conductual puede sonar como un control que has de pasar antes de embarcarte en la nave espacial Enterprise, pero por fortuna no es nada parecido. Presentada por el doctor Aaron T. Beck en la década de 1960 y recomendada por el Instituto Nacional para la Excelencia Clínica (NICE), la TCC supone uno de los principales tratamientos para una amplia variedad de casos, incluyendo la depresión, la ansiedad, el trastorno obsesivo compulsivo (TOC) y, sí, el insomnio. Esta terapia te aporta mayor control precisamente cuando te sientes más fuera de control a partir de estrategias prácticas para gestionar tu vida (tanto diurna como nocturna). Una vez adquieras dichas herramientas, te acompañarán toda la vida, por lo que podrás volver a usarlas siempre que las necesites.

La TCC es una de las terapias más usadas y con mayor éxito para tratar trastornos del sueño: mejorará tu habilidad para conciliar el sueño, limitará las veces que te despiertas durante la noche, te ayudará a prolongar el sueño y, en general, hará que el acto de ir a la cama no sea un suplicio. Los informes de la Academia Estadounidense de Medicina del Sueño muestran que en 85 estudios clínicos, la TCC ayudó a más de dos tercios de los pacientes.

Lo mejor de todo es que la TCC es efectiva en términos de tiempo. No empiezas un tratamiento que durará años —se trata de sentirte mejor ahora, sin tener en cuenta tu estado en el pasado—. Si realmente pones en práctica el tratamiento, en cuestión de pocas semanas ya dormirás mejor.

El principio fundamental sobre el que se sustenta la TCC es el siguiente: la forma de interpretar una situación o de percibir un evento tendrá un efecto en tus pensamientos, tu conducta y en cómo te sientes respecto a la forma física y emocional. Se trata de construir una base positiva acerca de lo que pasa a tu alrededor para que actúes en lugar de quedarte pasivo.

Por ejemplo, Dan se ha pasado la noche insomne, cavilando sin tregua sobre un importante proyecto que ha de presentar a la mañana siguiente en la oficina. Al poco de quedarse dormido, se desvela y su primer pensamiento es: «Seguro que estaré demasiado cansado para presentar el proyecto mañana», lo cual le provoca una gran sensación de congoja. Dan se cuestiona su habilidad para mostrarse como el profesional que cree que sus compañeros de trabajo esperan de él. También se siente enojado porque, de todas las noches, precisamente esa no puede pegar ojo. Dan se va poniendo cada vez más tenso, y cae en la cuenta de que tiene un tic nervioso en el ojo. Está tan preocupado por si sus colegas se fijarán en su cansancio que lo primero que hace al llegar a la oficina a la mañana siguiente es informar a todo el mundo de que ha dormido fatal. En vez de aportar una solución, su actitud provoca que sus compañeros se cuestionen si estará a la altura de las circunstancias. El hecho de que no haya dormido se ha convertido en el tema central para Dan, en vez de la presentación en sí, lo que a todas luces tendrá un efecto negativo en su rendimiento.

Compara el ejemplo anterior con el siguiente: Louise tiene mañana una entrevista con el gerente de una empresa para la que siempre ha ansiado trabajar. Es el trabajo de sus sueños, y ha quedado preseleccionada junto con otro candidato. Pasa la noche en blanco, sin poder dejar de practicar todas las respuestas a las preguntas que cree que le formularán. Cuando se levanta se siente agotada, pero la adrenalina le aporta vitalidad. Se siente eufórica y nerviosa, y no deja que la falta de sueño tenga un efecto en su rendimiento. Piensa: «Estoy cansada, pero puedo hacerlo. Solo necesito aguantar todo el día y por la noche recuperaré las horas de sueño perdidas, cuando ya haya pasado la entrevista».

La TCC te enseñará cómo empezar a examinar lo que haces, cómo te sientes —física y emocionalmente— y a cuestionar tus pensamientos y su validez. Aplicando unos cambios fundamentales a tu interpretación de ciertas situaciones, serás capaz de cambiar tus patrones de sueño y recuperarás el control de tu vida. Por ejemplo, la próxima vez que tengas problemas para dormir y la ansiedad, las preocupaciones y la autocrítica asomen la nariz, en vez de reaccionar como Dan, haz una pausa y, de forma consciente, elige reafirmarte y animarte como Louise. Así pues, en lugar de prestar atención a la traidora y funesta vocecita en tu cabeza, oirás una voz motivadora y compasiva que te recordará que todo saldrá bien y que una mala

Ejemplo: Las vacaciones de Lydia

Lydia acaba de llegar de unas vacaciones en la playa con un grupo de amigas. Se han pasado los días tumbadas al sol, leyendo, charlando y escuchando música, antes de salir de fiesta todas las noches. Deberían haber sido las vacaciones que necesitaba, después de un par de meses agobiantes en el trabajo. Pero no ha sido así.

Todas las noches, cuando regresaban al hotel de madrugada, las chicas se quedaban dormidas en cuestión de segundos y no se despertaban hasta media mañana. Todas excepto Lydia. Ella no paraba de dar vueltas y más vueltas en la cama, con la vista fija en el techo, pensando: «Si no duermo durante estas vacaciones, estaré para el arrastre». Por más fatigada que estaba, y por más que anhelara dormir con todas sus fuerzas, le resultaba imposible conciliar el sueño. Entonces, hacia las ocho de la mañana, lograba quedarse adormilada un par de horas antes de que la despertaran sus amigas.

Después de tres noches consecutivas sin dormir, Lydia se sentía exhausta e irascible. Decidió no salir de juerga las dos noches siguientes porque pensó que no sería una buena compañía. Se apalancó delante de la tele y empezó a sentirse enojada y a la vez asustada ante el pensamiento de si sería capaz de volver a dormir bien.

noche no es el fin del mundo. De ese modo sentirás que controlas más tus pensamientos, lo que, aunado al mensaje positivo que oyes, hará que te sientas mejor contigo mismo. Un cambio en tu forma de pensar sobre los efectos del sueño tendrá un impacto positivo en cómo te sientes y en lo que haces.

El mapa mental de Lydia

A continuación, vamos a explicar lo que le pasó a Lydia con un diagrama creativo que se denomina «mapa mental».

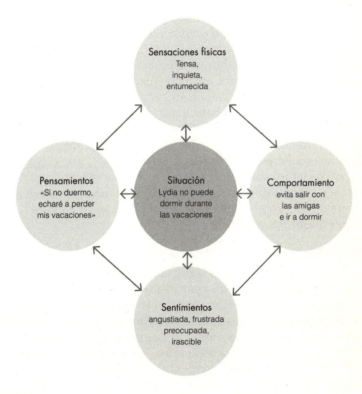

Los mapas mentales están diseñados para mostrar los enlaces entre cómo piensas, cómo te comportas y cómo te sientes física y emocionalmente. Los pensamientos negativos de Lydia han activado una reacción tensa en su cuerpo que la ha llevado a actuar de una forma inusual (no salir con sus amigas), lo que ha provocado que se sienta deprimida y angustiada. Con todo, quizás ha sido su respuesta física la que ha desencadenado todo lo demás: su cuerpo tenso y entumecido la ha empujado a actuar de forma inusual, influyendo en sus pensamientos y su estado de ánimo.

El cuerpo, los pensamientos y la actitud pueden actuar como moderadores; altera estos tres factores y el resto también cambiará, como en un efecto dominó, lo que supondrá un cambio positivo en tu estado de ánimo. Si Lydia hubiera pensado: «No importa si no duermo las horas necesarias porque tampoco estoy haciendo nada que requiera mucho esfuerzo» en lugar de «Esto echará a perder mis vacaciones», su cuerpo no se habría puesto tenso durante la noche, no habría sido presa de la ansiedad y no se habría quedado en el apartamento mientras sus amigas salían de fiesta. Dado que tenía la mente y el cuerpo alterados por completo, era incapaz de conciliar el sueño.

Retroceder un paso e interpretar los hechos de una forma objetiva y realista no solo hará que te sientas mejor sino que te ayudará a conciliar el sueño porque tanto tu mente como tu cuerpo estarán más relajados.

✪ Tu propio mapa mental

Ahora que ya sabes algo más sobre la TCC, puedes crear tu propio mapa mental. Empieza por identificar una situación reciente, que recuerdes perfectamente, en la que hayas experimentado problemas para dormir; por ejemplo: la incapacidad de quedarte dormido, el despertarte temprano o dar vueltas y más vueltas en la cama. Luego reflexiona acerca de los cuatro puntos de los círculos; no hace falta que sigas un orden fijo, empieza por el que prefieras:

Tus opciones interpretativas

La TCC te mostrará que hay opciones cuando se trata de cómo interpretas lo que sucede. Si no puedes dormir piensas:

«Siempre me pasa lo mismo» ⟶ deprimido
«Estoy demasiado cansado para enfrentarme a las obligaciones mañana» ⟶ angustiado
«¡No es justo!» ⟶ enfadado
«Ya me las apañaré» ⟶ calmado

La última opción es la que, sin lugar a dudas, te conducirá hacia un resultado positivo, tanto en tu rendimiento durante el día como cuando intentes dormir.

1. **Pensamientos:** Cuando estabas en esa situación, ¿qué te pasó por la cabeza (tu pensamiento más inmediato)?
2. **Sentimientos:** ¿Cómo te sentías emocionalmente? ¿Angustiado, frustrado, enojado?
3. **Sensaciones físicas:** ¿Cómo te sentías físicamente, por ejemplo: tenso, con el ritmo cardíaco acelerado, sudoroso?
4. **Comportamiento:** ¿Cómo reaccionaste, o qué reacción te pasó por la cabeza?

Cuando completes esta sección, evalúa lo descubierto. ¿Puedes vincular los cuatro puntos? ¿Qué sección te ha parecido más fácil de rellenar? Cuando no puedes dormir, ¿experimentas primero un bloqueo físico o uno mental? Explorar tus reacciones antes de dormir te permitirá cuestionarte qué es lo que pasa en realidad y buscar formas alternativas de pensar, sentir y comportarte, unos enfoques que generarán una reacción en cadena más positiva.

Dormir: esa pequeña-gran pesadilla

Incluso las personas que duermen a pierna suelta experimentan problemas en determinados momentos de sus vidas, normalmente si están muy preocupadas por algo. Tomemos a Dan y a Louise, por ejemplo, los dos obcecados en cuestiones específicas cuando deberían haber estado durmiendo. Si hay un acontecimiento estresante a la vista (ya sea positivo o negativo) quizá te entorpezca el sueño, porque el cerebro estará más alerta que de costumbre, intentando procesar todo lo que pasa. Una opción es esperar a que pase el evento para volver a dormir bien. Sin embargo, este no es siempre el caso. A menudo, cuando cambias los patrones de sueño —aunque solo sea de forma sutil— te preocupas, le das demasiadas vueltas a la cuestión y cambias la rutina para intentar compensar la alteración (por ejemplo: decides dormir la siesta o beber alcohol antes de ir a dormir). Tu comportamiento puede agravar la situación de modo que la incapacidad de dormir pase a ser un trastorno y no tan solo un síntoma del problema original.

El cuerpo puede adaptarse a la rutina de no dormir cada vez que estés estresado, y entonces se activarán las pautas de los pensamientos, sentimientos y comportamientos negativos, lo que solo servirá para intensificar el problema. Tu actitud y tus pensamientos mientras estás cansado durante el día y cuando intentas dormir ejercerán una gran influencia en el sueño.

Pensamientos, sentimientos y comportamientos habituales vinculados a la falta de sueño

Obsesionarte por no poder dormir

Cuando no puedes dormir, la mente se bloquea y absorbe cualquier pensamiento. Empezarás a intentar controlar algo que supuestamente es tan automático como respirar. Marcarás las noches como éxitos o fracasos: «Anoche dormí tres horas, o sea, la peor noche de esta semana; eso significa fracaso». Te pondrás a ti mismo bajo más y más presión para triunfar, lo que generará el efecto opuesto. Pensar en no dormir supone una profecía en sí misma; estás pensando en eso mientras deberías estar haciéndolo. Las horas nocturnas se convierten en una prueba de obstáculos que hay que superar en vez de una fase para recargar pilas y descansar.

Reacciones físicas y emocionales

Cuando estás estresado y angustiado, el cuerpo se pone tenso. Entonces interviene la reacción de combatir o huir —un vestigio de nuestros días cavernícolas— y el cuerpo se pone a la defensiva. La adrenalina y el cortisol fluyen por el sistema, lo que provoca que la musculatura se tense, el corazón se acelere, una excesiva sudoración, y que la sangre inunde las áreas corporales y cerebrales que más la necesitan. Todo ello es fantástico si se tratara de luchar contra un mamut, pero no tan idílico si lo único que deseas es relajarte y quedarte dormido. Tienes miedo de no poder dormir, sin embargo, tu cuerpo lo interpreta como una sensación de miedo, sin ahondar en cuál es la causa que provoca tal miedo. Tu reacción puede comportar que a la mañana siguiente te despiertes exhausto.

Comportamiento inadecuado

La falta de sueño puede influir en tu comportamiento tanto durante el día como la noche. Si no descansas, es posible que te comportes de una manera inusual, porque estarás más torpe y no podrás concentrarte; por ejemplo: es posible que pierdas la paciencia con facilidad o empieces a tomar más café en un intento de mantenerte despierto. También puede afectarte a la hora de dormir; por ejemplo, puedes pasar mucho rato en la cama, dando vueltas y más vueltas, o recurrir a pastillas para dormir. Si intentas controlar cómo duermes, lo único que conseguirás será alterar tu homeostato del sueño y tu ritmo circadiano, por lo que te resultará más difícil volver a dormir de forma natural.

Lista de verificación de síntomas

Ahora que tienes una mejor idea de cómo se alteran los patrones del sueño, es hora de que empieces a pensar en los motivos. Lee los siguientes conceptos que te ofrecemos a continuación y marca con una X los que creas que son verdad en tu caso.

Sentimientos

❏ Estresado: bajo presión
❏ Inquieto: temeroso ante eventos futuros
❏ Irascible

❏ Frustrado
❏ Decaído/triste/angustiado
❏ Deprimido
❏ Humor rápidamente cambiante

Reacciones físicas

❏ Estás agotado durante el día
❏ Torpe
❏ Rigidez corporal
❏ Baja concentración y escasa capacidad de atención
❏ Tenso

❏ Dolores de cabeza
❏ Dolor de estómago / problemas digestivos
❏ Lento de reflejos
❏ Desorientado

Pensamientos

- ❏ Piensas constantemente en el no dormir
- ❏ Preocupado por otros problemas que te estresan, aparte del de dormir
- ❏ Piensas en tu día anterior y en el siguiente (no de forma negativa necesariamente)
- ❏ Te despiertas y no eres capaz de volverte a dormir
- ❏ Escasa capacidad de tomar decisiones
- ❏ Pensamientos borrosos y más negativos
- ❏ Olvidadizo

Comportamientos

- ❏ Evitas salir con amigos
- ❏ Te quedas levantado hasta tarde para evitar ir a la cama
- ❏ Estás quisquilloso con amigos, colegas y familiares
- ❏ Creas conflicto en las relaciones
- ❏ Bebes demasiado alcohol
- ❏ Tomas drogas psicoactivas
- ❏ Tomas medicamentos (automedicación)
- ❏ Duermes la siesta
- ❏ Te ausentas del trabajo
- ❏ Cometes fallos en el trabajo o en casa

Al reconocer cómo lo que piensas, haces y sientes te influye a la hora de dormir, estás ofreciéndote más oportunidades para resolver los trastornos del sueño que sufres. Un cambio positivo en uno de los aspectos de tu vida ejercerá un efecto dominó en los demás, alterando cómo piensas y lo que sientes respecto al sueño y, por consiguiente, cómo duermes.

✪ Los pensamientos no son hechos

Se trata de un mensaje esencial en la TCC y un concepto en el que insistiremos a lo largo de este libro. Es increíble con qué frecuencia podemos aceptar sin rechistar algo que siempre hemos creído que era cierto, sin plantearnos o ser conscientes de lo nocivo que puede llegar a ser. Por ejemplo: «Nadie quiere estar conmigo porque estoy cansado». Te repites el mensaje a ti mismo como si fuera un hecho, cuando en realidad carece de sentido. A menos que te hayas dedicado a preguntar a todo el mundo si les gustas o no cuando estás cansado, no hay forma de que tengas la certeza.

Quizás estos pensamientos te parezcan irrelevantes, pero nada más lejos de la realidad. Como sabrás por las explicaciones en este capítulo, tus pensamientos influyen en cómo te sientes física y emocionalmente, así como en tu comportamiento. Ese minúsculo pensamiento puede hacer que te sientas pesimista, lo que hará que tu cuerpo se tense hasta tal punto que seas capaz de propinar un empujón a un colega, y eso te dará otro motivo por el que preocuparte. Todo ello te impedirá conciliar el sueño. Estos pensamientos son importantes.

Cuando crees que algo es tan solo un pensamiento —una hipótesis, una opinión—, lo tienes que aceptar como tal, para que la próxima vez que te invada un pensamiento incómodo puedas combatirlo: «¿Es verdad? ¿No? Pues entonces, descartado».

Ejemplo: Los dramas de Mark para dormir

Mark llevaba un par de meses sin dormir bien. Cada vez que se iba a la cama, se desvelaba y, sin poder remediarlo, se ponía a revivir todo lo que le había sucedido aquel día y a pensar en todo lo que podría suceder a la mañana siguiente. No estaba sometido a ninguna clase de estrés, pero la falta de sueño empezaba a pasarle factura, por lo que se sentía exhausto y agitado.

Los pensamientos de Mark:
Teoría A: «Nunca más volveré a dormir bien»
Teoría B: «Me parece que nunca más volveré a dormir bien»

La diferencia entre las dos teorías es enorme. En la teoría A, Mark está afirmando un temor poco realista como si fuera un hecho. Las opciones de que nunca vuelva a dormir bien son nulas. Hay un montón de acciones proactivas que él puede hacer para generar unos patrones de sueño positivos (como leer este libro, por ejemplo). Este pensamiento pasará silbando por su cerebro de forma imperceptible y creará una secuencia negativa de sucesos, todos ellos basados en una teoría que no es cierta.

Al pensar de tal modo, Mark no se está dando a sí mismo ninguna oportunidad de retar el pensamiento. En cambio, si retrocede un paso y adopta la teoría B, está reconociendo que existe margen de maniobra. Puede pensar en la última noche que durmió bien y en qué fue lo que hizo diferente a partir de ese momento. Asimismo,

···∷ será capaz de reconocer que existen remedios para propiciar una rutina de sueño normal.

Cuando la gente piensa de forma más realista, siente que tiene un mayor control —por consiguiente, menos pánico y estrés—, lo que logrará que sea más fácil abordar los problemas del sueño y que estos parezcan menos intimidatorios.

Siguientes pasos...

La TCC empieza por pedirte que examines tu comportamiento en torno al acto de dormir: cómo lo que haces puede conllevar que no duermas las horas que necesitas. Un factor fácil con el que empezar es el comportamiento, dado que puedes aplicar cambios inmediatos. A partir de ahí, te sentirás mejor emocionalmente porque estás tomando una acción positiva y no deambulando perdido en un abismo de insomnio con los ojos enrojecidos.

La TCC tiene por objetivo:

◆ Ayudarte a cambiar el entorno donde duermes para propiciar el sueño.
◆ Frenar conductas inútiles que reduzcan las posibilidades de dormir.
◆ Enseñarte técnicas de relajación.
◆ Combatir pensamientos negativos referentes al sueño y probar interpretaciones alternativas.
◆ Aprender estrategias y técnicas para ayudarte a gestionar y a reducir el estrés.
◆ Renovar la asociación positiva entre tu cama y el acto de dormir.

La TCC es una terapia activa para solucionar problemas en tu vida; necesitarás implicarte por completo en las estrategias. Si actúas de forma diferente, cambiará tu enfoque acerca del sueño y, por consiguiente, conseguirás dormir bien.

Los «imperdibles» del capítulo

✓ Puedes cambiar tu enfoque y sentimientos respecto al sueño y los hábitos de dormir.

✓ El sueño no es tu enemigo, así que deja de tratarlo como tal.

✓ ¡Reconoce que los pensamientos no son hechos!

Capítulo 3

Descansen en paz los mitos del sueño

A hora que ya sabes un poco más acerca de por qué duermes, avanzaremos otro pasito para analizar cómo duermes. Monitorizar tus propias pautas a la hora de dormir te obligará a reconocer qué es lo que sucede, enfrentarte a tus temores y al escurridizo hombre del saco.

El ciclo del sueño

*E*l sueño consta de cinco fases diferentes, y es un proceso cíclico. Todos pasamos por cada una de las cinco fases en más de una ocasión durante la noche, y normalmente también nos despertamos varias veces. Que nos despertemos de vez en cuando entra dentro de la más absoluta normalidad; es un proceso natural en las fases en que el sueño es más ligero, un tic genético de los días prehistóricos, cuando nuestros sentidos estaban en alerta máxima todo el tiempo, atentos a cualquier peligro inminente. Por eso damos un respingo si oímos algo que interpretamos como una posible amenaza, por más profundamente dormidos que estemos, y por eso también la mamá de un recién nacido oirá de forma instintiva cualquier sonido que emita el bebé.

Las primeras cuatro fases del sueño se denominan «sueño de movimiento ocular lento» (NREM) mientras que la quinta se llama (ya lo has adivinado, ¿verdad?) «sueño de movimiento ocular rápido» (REM). Los nombres son evidentes: en las fases 1-4 los ojos no se mueven, en cambio, en la 5 sí que se mueven, pero este aspecto es —con diferencia—, el de menor importancia respecto a lo que sucede.

En una noche puedes experimentar de cuatro a cinco ciclos de sueño; cada ciclo dura entre 70 y 120 minutos. La duración de los ciclos se incrementa hacia el final de la noche, en un promedio de 90 a 120 minutos; no obstante, no experimentarás necesariamente cada una de las fases durante cada ciclo. Por ejemplo: es posible que en tu tercer y cuarto ciclos omitas la fase cuatro —la fase de sueño más profundo— y saltes de la fase 3 a la 5, como si te saltaras una marcha en un vehículo. El sueño profundo se da típicamente al principio, cuando te quedas dormido, y dura muy poco tiempo o incluso desaparece de repente en los ciclos más largos.

Las cinco fases del sueño

El sueño de movimiento ocular lento (NREM) ocurre durante, aproximadamente, un 75 por ciento del tiempo en que estás dormido, y se divide en cuatro fases:

◆ **Fase 1:** Fase de somnolencia o sueño ligero. ¿Te has despertado y has encendido la luz a causa de una sombra sospechosa, te has sentado porque estás convencido de que has oído que alguien pronunciaba tu nombre, o has experimentado una sensación como si te cayeras al suelo antes de despertarte de golpe? Todo esto sucede en la fase 1, cuando el sueño es más ligero, cuando los sueños parecen mezclarse con la realidad. Tus movimientos musculares se ralentizan y puedes experimentar contracciones, lo cual es también una forma molesta de desvelarte.

◆ **Fase 2:** El inicio del sueño. Te has aislado de todo lo que te rodea y eres menos consciente del mundo exterior. La temperatura del cuerpo desciende, y la respiración y la frecuencia cardíaca se desaceleran. Todavía se considera un sueño relativamente ligero, sin embargo, supone el 45-50 por ciento del sueño de los adultos.

◆ **Fases 3 y 4:** Las últimas fases del sueño NREM van típicamente unidas, ya que la fase 3 es una plataforma de transición hacia la fase 4. Se trata de la parte más profunda y con un mayor efecto reparador del sueño, conocida como «sueño delta» o sueño sincronizado. La fase 4 ostenta el título destacado de «delta verdadero» y es responsable de conceder tiempo para que el cuerpo empiece a reponerse y a descansar de verdad. La presión sanguínea disminuye, la respiración y la frecuencia cardíaca descienden a su nivel más bajo, la sangre fluye de manera más lenta en los músculos para ayudar a regenerar los tejidos. Las hormonas del crecimiento fluyen por el sistema (en mayor número en niños y adolescentes) y el cerebro empieza a consolidar lo que ha aprendido durante el día, archivando temas como una eficiente secretaria. Si te despiertas durante esta fase, te sentirás conmocionado, aturdido y desorientado durante unos minutos.

El sueño REM es la quinta fase, la última parte del ciclo antes de que empiece todo de nuevo. Constituye el 25 por ciento de tu sueño.

◆ **Fase 5:** Esta fase toma su nombre por el rápido movimiento ocular que realiza el durmiente (normalmente con los ojos cerrados, ¡pero no siempre!), tal como Nathaniel Kleitman y Eugene Aserinsky descubrieron en 1953. La frecuencia de los rápidos movimientos oculares se conoce como densidad REM. Durante esta fase, las ondas cerebrales son similares a cuando estamos en reposo.

Este tipo de sueño está caracterizado por una activación eléctrica cerebral que provoca que los ojos se muevan de forma muy rápida hacia delante y hacia atrás, debajo de los párpados cerrados. Mientras que los sueños pueden ocurrir en cualquiera de las cinco fases, es más probable que sucedan en la fase REM, y se cree que el movimiento de los ojos se debe a que estamos siguiendo las imágenes que aparecen en nuestros sueños, viendo una película mentalmente.

Los ojos no están en realidad enviando ningún dato visual al cerebro, pero los estudios han demostrado que el córtex visual —la parte del cerebro que procesa las imágenes— está activo. Está haciendo algo, lo que pasa es que no se sabe a ciencia cierta el qué. Los científicos creen que podría ser parte de un proceso —de formación de recuerdos o de reforzar los recuerdos— en el que el cerebro archiva todo lo que ha sucedido durante el día. Ingeniosamente, los mensajes del cerebro paralizan la musculatura para que no intentemos intervenir en los sueños.

Se trata de una fase relativamente corta: el ritmo respiratorio
y la presión sanguínea se incrementan, el cerebro pule todos
los recuerdos y reaviva la capacidad de concentración,
dejándonos preparados para el día que tenemos por delante.

La persona promedio tendrá entre tres a cinco episodios de
sueño REM por noche, y es probable que el primero empiece
después de 70-90 minutos de haberse quedado dormida.

Para despertarte con una sensación de frescura y tan
despierto como sea posible, tienes que pasar suficiente tiempo en
cada una de las fases durante la noche, lo que vendría a ser algo
parecido a:

Fase 1: 5 por ciento de la noche
Fase 2: 50 por ciento
Fase 3 y 4: 20 por ciento
Fase 5: 25 por ciento

Te lo mostramos de forma gráfica en el siguiente diagrama:

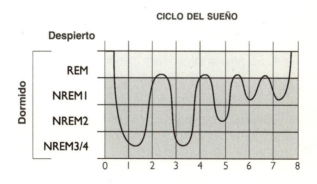

CICLO DEL SUEÑO

Mientras duermes

En tu cuerpo suceden unos procesos excepcionalmente importantes mientras duermes:

◆ **Mantenimiento cerebral:** El córtex cerebral descansa y se autorrepara, asegurando que los recuerdos permanezcan intactos y que la mente funcione como es debido. El cuerpo se somete a todo el efecto reparador, regenerador y de desarrollo que necesita.

◆ **Efecto reparador:** Mientras duermes, el cuerpo entra en una fase de rehabilitación —se regeneran la piel y los múscu-los, la sangre y las células cerebrales—. Dormir las horas necesarias puede tener un enorme efecto en tu aparien-cia; por eso se le llama «sueño reparador». Una piel luminosa, sin ojeras, es un indicador de que has pasado una buena noche. Un dato muy preocupante: nuevos estudios han demostrado que la falta de sueño eleva las sustancias en la sangre responsables del aumento de inflamaciones corporales que pueden derivar en un riesgo superior de infarto, cáncer, parálisis, diabetes y obesidad.

◆ **Control de la presión sanguínea:** Cuando duermes, la pre-sión sanguínea desciende, lo que modera los niveles du-rante el día.

◆ **Control de peso:** Algunos estudios han demostrado que la interrupción del sueño incrementa los niveles sanguíneos de grelina, una hormona vinculada a la sensación de tener hambre, y disminuye los niveles de leptina, la hormona que te indica cuándo estás saciado. Tu cuerpo no solo te animará a comer más si estás cansado, sino que ⋯

⋯⋅ estarás más tentado a tomar refrigerios con mucho azúcar para estimular los niveles de energía. Si te sientes torpe, hay menos probabilidades de que estés activo y quemes esas calorías extra. Para colmo, el metabolismo se ralentiza cuando no puedes dormir, lo que significa que tienes más posibilidades de engordar.

◆ **Restauración inmunitaria:** El sistema inmunitario se restaura y se desintoxica. La falta de sueño puede provocar que seas más susceptible a caer enfermo.

Dormir con un ojo abierto

Ya hemos comentado que no existe tal cosa como una noche genérica «perfecta» en términos de sueño —cada persona necesita unas condiciones diferentes—. La idea de «caer dormido tan pronto apoyas la cabeza en la almohada» puede resultar frustrante si la usas como medida de lo que debería suceder cuando te acuestas. Las personas sin problemas para conciliar el sueño necesitan, por lo general, unos quince minutos para quedarse dormidas, y se despertarán como mínimo una vez por la noche durante las fases de sueño más ligero. Si esperas caer dormido tan pronto como te metas en la cama y luego despertarte exactamente ocho horas después, lo sentimos, pero te llevarás una gran decepción. No te autoimpongas una presión innecesaria tomando como pauta unos estándares que no son realistas.

Hay personas que no tienen ningún problema para dormirse, del mismo modo que hay personas con una gran facilidad para pintar o para jugar al tenis. Es una habilidad natural. Sin embargo, del mismo modo que es posible mejorar la técnica para pintar o jugar al tenis, tú también puedes mejorar la habilidad para dormir si practicas diferentes técnicas y enfoques, y eso es lo que te enseñaremos a continuación, con nuestras lecciones antiletargo.

Lecciones antiletargo

Te presentamos unas lecciones muy importantes que has de aprender y adoptar en tu día a día. Se trata de unas verdades que la gente que duerme bien suele olvidar, desconoce o se niega a creer. Si las aceptas, te quitarás un enorme peso de encima al tiempo que te darás cuenta de que puedes aprender a dormir mejor. No hay una fórmula definitiva conveniente para todo el mundo, cuando se trata de dormir, y no has de sucumbir al pánico cuando las cosas no salgan según el plan.

◆ No existe un número «perfecto» de horas de sueño apropiado para todo el mundo. Este factor clave debería hacer que desistieras de perseguir un falso ideal.

◆ No compares cómo duermes (es decir: de forma profunda, en cuestión de segundos nada más acostarte, de forma intermitente) con cómo duermen los demás. Cada persona es diferente.

◆ Tus necesidades de sueño variarán a lo largo de la vida según las circunstancias; es decir: quizá necesites dormir más después de un día de trabajo particularmente duro, pero es posible que puedas pasar con menos horas cuando lo necesites, por ejemplo cuando acabes de tener un bebé).

◆ Hay muchos factores que contribuyen a un buen rendimiento —dormir es solo uno—. El cuerpo intentará estar a la altura, por más que no hayas dormido lo suficiente. Pese a que es muy fácil achacar el mal humor o un comportamiento indebido a una mala noche, no ⋯⋅

⋯⟩ olvides que tu comportamiento puede ser el resultado de otros factores. Incluso las personas que duermen bien se levantan malhumoradas o cometen errores.

◆ La cantidad de horas que necesitas dormir puede diferir de las horas que quieres dormir; es decir, quizá deseas dormir solo cuatro horas, pero en realidad necesitas siete u ocho. Tu cuerpo se asegurará de dar prioridad a tus necesidades, para que sea más fácil aceptar la realidad y funcionar a partir de ese punto.

✪ Tu mapa mental antiletargo

Elige una lección antiletargo de las que acabamos de explicar y aplícala durante un día y una noche. Elige la que te parezca más idónea según tu forma de ser. Si estás preocupado por cómo la falta de sueño te afecta durante el día, aplícate esta idea como un mantra durante las veinticuatro horas del día: «hay muchos factores que contribuyen al buen rendimiento; dormir es solo uno de ellos». Esta noción debería aportarte la debida confianza como para pensar que tu cuerpo y tu mente hallarán la forma de aguantar, por más fatigado que te sientas ese día.

Repítete la lección hasta que te la aprendas de memoria y activa una alarma en el teléfono móvil que suene cada hora o cada par de horas. Está muy bien eso de leer la teoría, pero has de elegir que estás dispuesto a aceptarla de forma activa. Estas lecciones te ayudarán a tener un enfoque más positivo en cuanto al acto de dormir, lo que, a su vez, repercutirá en que duermas mejor.

Ejemplo: La locura nocturna de Mike/El nuevo mantra de Mike

Mike ha descubierto hace poco que le molesta la capacidad que tiene su novia de meterse en la cama y desconectar en cuestión de minutos. La respiración rítmica y pausada de su novia se ha convertido en un sonido irritante, que lo desvela aún más. La habilidad de dormir de ella está agravando la incapacidad de dormir de Mike. Un día incluso cronometra cuánto rato tarda ella en quedarse dormida, en comparación con las largas horas que necesita él para sucumbir al sueño.

Mike elige la lección antiletargo «No existe un número "perfecto" de horas de sueño apropiado para todo el mundo» y activa la alarma de su móvil para que suene cada hora durante el día. Aquella noche, se va a la cama con una sensación de menos tensión respecto a la idea de permanecer tumbado junto a su novia, que duerme a pierna suelta. Al despertar, no se siente insatisfecho con las horas que ha dormido —no tantas como ella, por supuesto, pero no se puede quejar—, así que quizá la idea de intentar dormir tantas horas como ella era contraproducente. A la noche siguiente, cuando se van a dormir, él decide leer un rato en vez de fijar la vista en el techo. Una hora más tarde, apaga la luz. Media hora después, ya está dormido.

Mike ha asumido el control de sus pensamientos y sentimientos respecto al acto de dormir. En lugar de dejarse llevar por el pánico por el hecho de permanecer despierto mucho más rato que su novia, se ha limitado a aceptarlo, así que, cuando por fin se queda dormido, consigue dormir más profundamente.
Su mapa mental sería más o menos así:

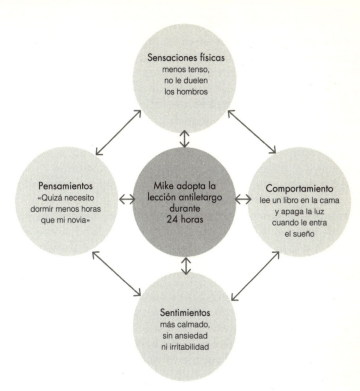

Sensaciones físicas
menos tenso,
no le duelen
los hombros

Pensamientos
«Quizá necesito
dormir menos horas
que mi novia»

Mike adopta la
lección antiletargo
durante
24 horas

Comportamiento
lee un libro en la cama
y apaga la luz
cuando le entra
el sueño

Sentimientos
más calmado,
sin ansiedad
ni irritabilidad

Ahora te toca a ti. Completa tu propio mapa mental después de haberte aplicado una lección antiletargo durante veinticuatro horas. ¿Qué sentimientos y pensamientos te ha suscitado? Describe también tu comportamiento. Se trata de asumir el control sobre cómo te enfrentas al sueño. No puedes controlar el acto en sí, pero puedes aplicar un plan para controlar tu reacción.

Monitorización del sueño

Todos somos susceptibles de exagerar un poquito cuando pasamos una mala noche. «No he pegado ojo en toda la noche», o «Solo he dormido una hora». El problema es que no se trata solo de buscar compasión o de querer llamar la atención, sino que nuestra estimación acerca del rato que hemos dormido y de la calidad de nuestro descanso no suele ser muy exacta.

Los estudios han demostrado que, en comparación con las personas que duermen bien, las que padecen insomnio subestiman enormemente el rato que han estado durmiendo y son más propensas a decir que solo se han quedado dormidas un ratito, si se han despertado después del primer ciclo de sueño (que, de promedio, dura entre 70 y 120 minutos). Por eso te lamentas y contestas «¿Qué pasa? ¡Si no estaba durmiendo!» cuando tu pareja te propina un codazo en las costillas para que dejes de roncar.

Es importante que averigües cuántas horas duermes y cuántas necesita tu cuerpo. Y recuerda: no existe una regla de oro respecto a la cantidad ideal de horas de sueño que funcione para todo el mundo. Las siguientes estrategias te permitirán descubrir qué es lo que en realidad sucede en tu caso específico.

✪ Tu minievaluación del sueño

Es importante que revises tus propias pautas a la hora de dormir, para analizar con certeza tus circunstancias y no justificarte alegando que se trata de «una causa perdida».

Contesta las siguientes preguntas:
1. Intenta ser tan específico como puedas:
   - ◆ ¿Cuándo empezaron tus problemas para dormir?
   - ◆ ¿Cuál fue el detonante (o los detonantes)?
   - ◆ ¿Has pasado por otros periodos en tu vida en los que también te haya costado dormir?

2. ¿Durante cuánto tiempo has tenido problemas para dormir?
(tanto en esta ocasión como en las anteriores)
- ◆ Frecuencia (una vez al año/una vez al mes, etc.)
- ◆ Gravedad (¿hasta qué punto crees que es grave
  tu problema?)
- ◆ Duración (¿cuánto tiempo dura cada crisis de sueño?)

3. ¿Cómo te afecta la falta de sueño?
- ◆ Repasa las casillas que marcaste en la lista de verificación
  de síntomas, en el capítulo 2, y anota las que más te
  preocupen y las que te han llevado a leer este libro.

No existen respuestas correctas ni incorrectas. Se trata de un
ejercicio para que reflexiones acerca de lo que te pasa y qué es
lo que quieres cambiar. Si siempre has dormido mal y de repente
tu objetivo es dormir ocho horas todas las noches, has de ser
consciente de que tu plan no es realista y que muy
probablemente es innecesario. Además, al rellenar la
minievaluación es posible que te des cuenta de que este bache de
no poder dormir es exactamente igual al que ya sufriste hace un
par de años, cuando estabas pasando por un cambio importante
en tu vida. Con ese punto de referencia, puedes empezar a pensar
cómo conseguiste solucionar el problema la vez anterior, qué es
lo que te ayudó a poner fin al problema. Retroceder un paso
respecto a la cuestión te aportará una objetividad que cuesta de
imaginar cuando estás exhausto y frustrado.

✪ Tu diario del sueño

Te presentamos tu diario del sueño. Necesitarás utilizarlo
durante todas las semanas que dure el proceso. Es fácil de usar,
y algunas de las últimas estrategias que te sugeriremos están
relacionadas con la información que reflejes en tus anotaciones.
Inclúyelo en tu rutina matinal; la dosis de esfuerzo que dediques
ahora dará su fruto más adelante.

Para empezar, tienes que descubrir cuántas horas duermes en realidad, en vez de basarte en suposiciones. Transcurridos siete días, serás capaz de identificar qué noches duermes mejor o peor, y a partir de ahí averiguar las posibles causas del problema; por ejemplo: ¿has leído de noche los mensajes de correo electrónico relacionados con el trabajo o has trasnochado y te has pasado con el alcohol? Al final de la semana también serás capaz de acotar cuál es tu problema específico: si te cuesta dormir o si te despiertas con frecuencia —o ambos—. Te mostramos una columna para el lunes, de modo que puedas seguir el ejemplo y agregar el resto de los días de la semana.

Experiencia vinculada al sueño	Lunes
¿Dormiste bien anoche? (1-10)	
¿A qué hora te quedaste dormido? (aprox.)	
Más o menos, ¿cuánto tiempo te costó quedarte dormido? (contando desde que apagaste la luz)	
¿Cuántas veces te despertaste por la noche?	
¿Cuánto rato estuviste despierto esa noche?	
¿A qué hora te despertaste por la mañana?	
¿Cuánto tiempo dormiste en total?	
¿Te sientes descansado? (1-10)	
¿Tu rendimiento ha sido positivo ese día? (1-10)	
¿De qué humor has estado durante el día? (1-10)	
Otros comentarios Puntuación: 1= fatal 10= fenomenal	

Después de completar la semana, evalúa lo que has descubierto. ¿Te han sorprendido los resultados? Quizá pensabas que el problema más grave era quedarte dormido, pero de hecho te sentiste mucho peor la noche en que te despertaste seis veces. O quizá pensabas que te pasabas la mayor parte del tiempo despierto, cuando en realidad duermes cuatro horas de promedio.

Confirmar o descartar tus conjeturas forma parte fundamental del hecho de cambiar de opinión respecto al sueño. Quizás es cierto que te sentiste fatal después de dormir solo cuatro horas, pero la verdad es que luego aguantaste durante el día, y al final de la semana recuperaste las horas perdidas.

Descubre el promedio de horas de sueño por noche (la cantidad total de horas por semana dividida entre siete); este cálculo te servirá de punto de partida desde el que empezaremos a trabajar con el fin de mejorar.

Los «imperdibles» del capítulo

✓ No existe una regla de oro en lo que concierne a dormir. ¡Cada persona es diferente!

✓ Puedes entrenar para dormir mejor de la misma forma que puedes ejercitarte para ser mejor tenista.

✓ Tu diario del sueño te confirmará o descartará conjeturas respecto a cómo duermes en realidad, lo que te situará en una posición más favorable para aplicar cambios positivos.

Capítulo 4

Dulces sueños
(en tu habitación)

El sueño se asemeja a un huésped exigente con unos gustos muy específicos respecto al dormitorio (no, no esa clase de gustos). En este capítulo examinaremos qué hay que hacer para confirmar que el lugar donde duermes propicia el descanso.

Paraíso o infierno

Si no puedes dormir, la habitación puede convertirse en un sitio odioso, un lugar que te evoca sentimientos de soledad y miedo, como una celda en una prisión —pero con unas cortinas más vistosas—. Tu mente y tu cuerpo reaccionan de forma negativa cuando ven la habitación, ya que hace mucho tiempo que se ha desintegrado cualquier referencia que tenías asociada al sueño y al descanso. Necesitas empezar a volver a asociar tu cuarto y tu cama con el placer de dormir, en lugar de con la frustración.

A continuación, exponemos algunas cuestiones específicas vinculadas a las habitaciones donde dormimos que podrían contribuir a echar a perder el sueño, seguidas de unas magníficas estrategias para combatir tales cuestiones. Este proceso forma parte de la terapia de control de estímulos, que ha demostrado que refuerza el vínculo cama-descanso. Se trata de establecer nuevos puntos de referencia en tu habitación para provocar una respuesta física y mental positiva que te condicione a dormir en lugar de activar el sentimiento de pánico «Sácame de aquí ahora mismo». Fíjate que es crucial que tengas en cuenta todas las estrategias, tanto si consideras que eres susceptible respecto a un problema como si no. Muchos de los pequeños cambios pueden suponer una gran diferencia en tu vida.

El descubrimiento de Danielle

Danielle alardeaba de ser capaz de quedarse dormida en cualquier circunstancia. ¿Una tormenta atronadora? ¡Como si nada! ¿Una fiesta estridente? Pan comido.

⋯⋮ ¿Fuegos artificiales? Como si estuviera sorda. Se jactaba de su habilidad para cerrar los ojos y echar una cabezada en cualquier sitio y a cualquier hora. O por lo menos eso hacía hasta que... empezó a sufrir insomnio.

La capacidad de conciliar el sueño de forma normal, sin problemas, se convirtió en un recuerdo lejano mientras yacía tumbada en la cama horas y horas, con la vista fija en el techo. Sin embargo, torcía el gesto cada vez que alguien le sugería que se desprendiera del ruidoso reloj que tenía en su cuarto, que quizás el tictac podía desvelarla. Danielle había conseguido dormir durante años incluso cuando la banda de heavy metal de su hermano ensayaba en la habitación contigua; por consiguiente, el tictac del reloj no podía ser un problema. Con todo, después de pasar otra semana en vela, Danielle sacó el reloj del cuarto solo para comprobar el resultado y se quedó pasmada al ver la gran diferencia.

Al alterar los niveles de ruido de su cuarto, había cambiado la percepción de cómo se sentía en la habitación y, por consiguiente, se sentía con un mayor control. Pese a que el ruido en sí no molestaba a Danielle, el hecho de hacer algo proactivo alteró su enfoque respecto a la habitación. El resultado la inspiró a aplicar otras estrategias, y tanto la calidad de su sueño como su percepción acerca del acto de dormir mejoraron de forma increíble.

Dado que no puedes controlar el sueño, has de recurrir a estrategias. Si cambias el ambiente de tu cuarto, te sentirás con más poder para controlar la situación.

Después de aplicar los cambios, el mapa mental de Danielle
tendría este aspecto:

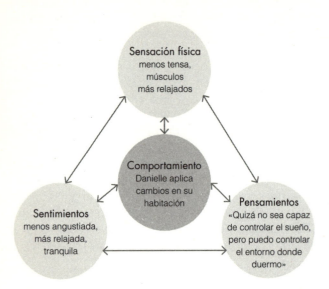

Todas las pequeñas alteraciones que recomendamos se traducirán
en una gran diferencia. Si cambias los aspectos que pueden
interferir en tu habilidad para dormir, tu experiencia en la
habitación, en la cama y respecto al descanso serán totalmente
diferentes, lo cual solo puede ser positivo.

✪ Adiós a las malas vibraciones en la habitación

Tu habitación ha de ser acogedora e invitar al sosiego. Es obvio
que no conocemos tu situación personal —quizá compartes
habitación o vives en un pequeño apartamento en el que la
cama forma parte del mobiliario del comedor—, pero no

importa. Todo lo que aquí te sugerimos se puede aplicar a cualquier tipo de dormitorio.

Tienes la obligación de hacer que sea un espacio que posibilite que te relajes. Dormir bien es una cuestión esencial de tu salud general. Te ocupas de otros aspectos relacionados con tu bienestar, por lo que encargarte de esta parte también tiene sentido.

Deberías usar la habitación solo para dormir y practicar sexo. (Vestirse y desnudarse son dos acciones que se clasifican como una extensión del proceso de dormir.) Debería ser la habitación que asocies con dormir y con la actividad sexual, y nada más. En este momento es posible que sea la habitación que asocias con yacer tumbado, despierto y angustiado, lo que significa que te pones tenso y nervioso tan pronto franqueas el umbral; es evidente que no es un estado propicio para dormir a pierna suelta.

✪ Los mandamientos de tu habitación

1. Sé el dueño de tu habitación. Apórtale un toque personal, para que se convierta en una estancia agradable donde te guste pasar el rato. Cuelga fotos que evoquen buenos recuerdos, decórala con cuadros o dibujos que te gusten, y también con cojines, mantas y otros complementos acogedores. Adáptala a tu gusto para que te sientas identificado con el espacio.

2. Pinta las paredes con colores neutros: blancos, ocres suaves o grises pálidos. El azul y el verde también producen un efecto calmante, y está demostrado que incrementan la sensación de bienestar. En cambio, los rojos, amarillos y naranjas brillantes son estimulantes, por lo que es probable que te despierten los sentidos, algo inadecuado cuando estás intentando dormir.

3. Compra una fragancia fresca o floral, incienso o aceites esenciales, y rocía la almohada. Si entras en una habitación perfumada con manzanilla, lavanda, bergamota, jazmín, rosa o sándalo (está comprobado que estos aromas provocan una sensación de calma) te sentirás relajado.

4. Numerosos estudios indican que deberías lavar la ropa de cama

cada quince días para evitar que se genere una capa de piel muerta y de sudor, lo que sirve de invitación a muchos insectos —por ejemplo, los ácaros del polvo—, que se instalarán encantados en tu cama, como si fuera la casa perfecta. Esta es otra de las razones por las que nunca has de comer en la cama, ya que pronto compartirás tu comida con un puñado de bichitos. Las sábanas que huelen a fresco son una forma simple de conseguir que tu cama sea más acogedora.

5. Despeja tu cuarto. Recoge la ropa y coloca una cesta para la ropa sucia en el pasillo. Un espacio limpio (sobre todo el suelo y las superficies) ayuda a despejar la mente. Por más que pienses que puedes habitar sin ningún problema en un espacio lleno de trastos y desorganizado, sí que te afecta. Perder cosas, tener que saltar por encima de pilas de objetos y tener a la vista material que no forma parte de la habitación (como platos y tazas sucios) resulta estresante y molesto (y, posiblemente, produzca malos olores).

6. Quizá te suene a sacrilegio, pero deshazte del televisor en tu cuarto. No trates la habitación como una extensión del comedor. Recuerda, deberías destinar esta habitación solo a dormir y a practicar sexo.

Haz de tu habitación un espacio libre de ondas —sin teléfonos móviles, tabletas ni ordenadores—. Si trabajas o navegas por internet en tu cuarto, empezarás a asociar ese cuarto con obligaciones, estrés y estimulación en vez de con relajación y aquietamiento. Por último, si tienes animales de compañía no los metas en la cama contigo. Tu perro deberá dormir en otro sitio, ya que sus movimientos pueden desvelarte.

La cama

La base de una buena noche de descanso es una cama cómoda; por eso es preocupante que tanta gente no le preste atención al colchón. Tampoco cuesta tanto comprender el porqué: en los colchones no se hace tanto hincapié en la fecha de caducidad como en otros productos, e ir a comprar un colchón no es tan divertido como intentan hacernos creer en los anuncios. De todos modos, dormir sobre una espuma mullida cargada de ácaros del polvo —sobre todo si tiene más de diez años— que induce alergia, no es saludable. Una cama en mal estado puede robarte una hora de sueño cada noche —y el ser humano pasa un tercio de su vida en la cama—, por lo que invertir en un buen colchón es esencial para dormir (y vivir) bien. Favorecerá un sueño sin interrupciones, te proporcionará un apoyo confortable para el cuerpo y te ayudará a prevenir dolores de espalda y musculares. Piensa en los beneficios.

✪ Vamos a comprar una cama

Ha llegado la hora de comprar una nueva cama si:

◆ Estás incómodo (un consejo obvio, pero es sorprendente con qué frecuencia nos desentendemos de esta cuestión) o si te levantas cansado y entumecido.

◆ El colchón muestra signos visibles de que está deteriorado o roto. Por ejemplo: está combado, la superficie está abultada o sobresalen los muelles.

◆ Le has dado la vuelta y sigue siendo incómodo.

◆ Sufres alguna alergia cutánea o respiratoria y llevas mucho tiempo con el mismo colchón. Aunque resulte un tanto asqueroso hablar de ello, los excrementos de los ácaros del polvo pueden doblar el peso de un colchón en diez años —e incluso las camas más limpias tienen ácaros del polvo.

◆ Si te sientes mucho más cómodo y duermes mejor en otras camas, por ejemplo: en hoteles o en casa de algún amigo.

Sugerencias para comprar una cama:

◆ Pide consejo al vendedor, ya que este debería conocer el producto o, por lo menos, saber más que tú acerca de colchones.

◆ Pruébalo antes de comprarlo. Túmbate en diferentes

colchones que tengan expuestos en la tienda, adopta diferentes posturas para asegurarte de que te sientes cómodo. Da saltos y muévete con energía; es la tienda adecuada para probar el producto sin miedo.

◆ Si compartes cama con tu pareja, asegúrate de que vayáis juntos a la tienda donde pensáis adquirir el colchón. Los dos necesitáis disponer de suficiente espacio para estar cómodos. Si sois de distinta complexión física, considerad la posibilidad de comprar dos colchones en vez de uno (o incluso dos camas separadas que luego podáis juntar); de ese modo, podréis elegir el colchón con la firmeza que mejor se adapte a cada uno de vosotros. Los que pesan poco suelen necesitar un colchón más ligero, en cambio, los que pesan mucho se sentirán mejor con una estructura más firme.

◆ Si eres alérgico, te aconsejamos que hagas una búsqueda por internet para asegurarte de evitar cualquier factor que pueda propiciar la alergia (por ejemplo: el uso de un colchón de espuma en lugar de uno relleno de plumas). Asegúrate de que el colchón esté hecho de materiales naturales para repeler ácaros del polvo, y confirma que no haya sido tratado con productos químicos ignífugos que podrían irritar la piel.

Luz frente a oscuridad

La luz desencadena una reacción física en los seres humanos, por lo que es esencial dormir en una habitación oscura. En la oscuridad, el cerebro crea más melatonina, una sustancia que hace que sintamos somnolencia. Cuando hay luz, la reducción de melatonina significa que no nos sentiremos tan cansados. Podemos manipular el grado de luz para engañar al cuerpo y que este piense que es de noche cuando en realidad es de día, y viceversa —una técnica esencial para aquellos que trabajan por turnos y para los que viven en países en que, durante la mayor parte del día, es de noche o de día.

Luz azul frente a luz roja

La luz artificial tiene longitudes de onda de diferentes colores, pero la mayoría de los dispositivos electrónicos (ordenador, teléfono, tableta, etc.) y las bombillas de bajo consumo emiten ondas azules —que tienen un efecto perturbador de noche—. La luz azul capta nuestra atención, tiene un efecto directo en nuestra reacción y estado de ánimo, lo que es fantástico para estar alerta, pero supone un gran inconveniente cuando deseamos dormir. Si bien cualquier forma de luz elimina la secreción de melatonina, la azul es la mayor responsable. Esto significa que los despertadores y las lámparas de noche con bombillas que emiten luz azul provocarán que no sintamos somnolencia, y echar un vistazo a un móvil o a un ordenador en la cama es sinónimo de despejarnos física y mentalmente.

Las ondas rojas son las mejores para recrear la sensación de luz natural, así que intenta usar bombillas de onda roja siempre que puedas. Las lámparas de noche con bombillas de bajo consumo de onda roja son una apuesta acertada para generar un estado de ánimo relajado, ideal para propiciar el descanso.

✪ Abraza tu lado oscuro

◆ Cambia los interruptores normales de la luz por otros que regulen la intensidad (los podrás adquirir en cualquier ferretería) y empieza a regular la intensidad de las luces antes de acostarte. La luz intensa inhibe la producción de melatonina, la luz suave, en cambio, engañará al cerebro para que este crea que en la calle está oscureciendo, y de ese modo empezará a preparar al cuerpo para dormir.

◆ Compra un despertador con luz roja y que además disponga de la función de que se apague la luz de forma automática después de programarlo. Incluso puedes comprar relojes que emiten luz como si estuviera amaneciendo y el sol iluminara poco a poco la estancia, una forma suave y más natural de despertar.

◆ No utilices ni mires aparatos electrónicos que emitan una luz azul intensa (por ejemplo, el ordenador o el teléfono móvil) por lo menos una hora antes de acostarte, para que se active tu secreción natural de melatonina.

◆ Considera la posibilidad de invertir en cortinas opacas para que tu cuarto quede totalmente a oscuras. Otra alternativa es comprar papel o cartulina negra para forrar las ventanas.

◆ Cómprate un antifaz para que la luz no se inmiscuya en tu sueño.

◆ Sal de casa durante el día o, por lo menos, abre las cortinas. La luz natural estimulará la serotonina, esa hormona que te hace sentir mejor y menos cansado. También activará tu ritmo circadiano, lo que significa que cuando anochezca, te sentirás soñoliento de forma natural.

Molestias acústicas

Puedes despertarte durante cualquiera de las cinco fases del sueño (ver capítulo 3), pero lo más normal es que estés más sensible al ruido en las fases iniciales —la 1 y la 2—. Pese a ello, el cuerpo está preparado para despertarte (estés en la fase que estés) ante el menor indicio de peligro. La habilidad de ser capaz de mantenerte (tanto a ti como a tu familia) a salvo mientras duermes es una parte esencial del ser humano. Por más fascinante que pueda parecer la teoría, sin embargo, no resulta de gran ayuda si te acabas de mudar a vivir justo encima de un karaoke que está abierto las veinticuatro horas del día. Pero tranquilo; existen estrategias a tu alcance para limitar el ruido en cualquier estancia.

✪ Insonoriza la habitación

Si bien puedes recurrir a insonorizar el techo, suelo y/o paredes de tu cuarto (una opción muy cara que además te quitará un valioso espacio) hay muchas otras formas más sencillas de obtener un efecto similar:

- Elimina cualquier ruido innecesario. Por más que creas que estás acostumbrado al tictac del reloj, quizás esté contribuyendo a incrementar la sensación de ruido (es decir, la combinación del reloj despertador, el reloj del comedor y el reloj antiguo del abuelo que vive en el piso aledaño al tuyo), así que deshazte de lo que esté en tus manos. Además, tal como Danielle descubrió, el hecho de acabar con ruidos en tu cuarto es una forma sencilla de tener mayor control del entorno donde duermes.

- Si tienes una caldera para calentar el agua, piensa cuándo se pone en marcha. Si la caldera está cerca de tu cuarto, es posible que empiece a hacer ruido justo a media noche.

- Si tu pareja ronca, pregunta en la farmacia acerca de remedios contra los ronquidos (hay un sinfín de opciones). Además, si tu pareja está tumbada boca arriba, empújala con suavidad para que se gire hacia un lado; la gente suele roncar con más frecuencia y de una forma más estridente si está tumbada boca arriba.

- Considera la posibilidad de comprar tapones para los oídos. No dejarás de oír los sonidos relevantes (por ejemplo: si tu bebé llora o si alguien grita tu nombre; el ser humano está programado para captar esos sonidos, pase lo que pase a su alrededor) pero se amortiguarán los que no tengan un matiz amenazador. Con todo, los tapones para los oídos tienen un inconveniente: los sonidos de tu propio cuerpo —la respiración y el acto de tragar saliva, por ejemplo— se amplificarán. Si eso te molesta, prueba con el ruido blanco como sonido de fondo.

- Ruido blanco. Puedes descargarte aplicaciones o comprar aparatos específicos que emitan un sonido de fondo neutral que enmascare cualquier ruido inferior a ese nivel. Es un recurso muy acertado; tus sensores internos están preparados para captar cualquier ruido que pueda indicar peligro —voces, golpes y estallidos—, pero no oirás distracciones innecesarias

tales como conversaciones a media voz, música o lo que den
por la tele, si el volumen no está muy alto.

◆ No te preocupes por los molestos ruidos reiterativos. Si vives
al lado de una autopista muy transitada, acabarás por
acostumbrarte y serás capaz de dormir sin problemas.
Tu cerebro aceptará que es un ruido normal y no un peligro.

Control de la temperatura

Para dormir bien es mejor el frío que el calor. No hay una
temperatura ideal para todo el mundo, cuando se trata de dormir,
pero cuando pasamos a la fase 2 del sueño, la temperatura corporal
desciende de forma natural para que todo funcione de la debida
forma. No querrás romper el ciclo y desvelarte simplemente por
dormir en una habitación asfixiante.

✪ Reduce el calor

Si tienes frío, abrígate con una manta o un edredón más grueso
en lugar de subir unos grados el termostato de la calefacción para
caldear la habitación. Lo ideal es una estancia fresca con un
edredón grueso que baste para no pasar frío.

◆ Compra una bolsa de agua caliente o unos calcetines para
dormir con el objetivo de que no se te enfríen los pies.
A menudo, los pies se quedan más fríos que el resto del
cuerpo; esta medida evitará que tengas que subir la
temperatura en la habitación.

◆ Cambia las mantas, edredones o nórdicos en función de las
estaciones: más delgados en primavera que en invierno.

◆ Usa ropa de cama apropiada según la temperatura. Te
parecerá obvio, pero es increíble cómo a veces nos instalamos
en la rutina aun sabiendo que no es conveniente.

◆ Abre la ventana para ventilar la estancia.

✪ Tu diario del sueño: actitud en la habitación

Tras aplicar estos cambios (y que conste que has de abordar todas las áreas), empieza a escribir notas en tu diario del sueño durante una semana más y luego examina los resultados. ¿Algún cambio positivo respecto a las horas que duermes y a la calidad del sueño? ¿Te parece que tu cuarto ofrece un ambiente más propicio para descansar? ¿Te sientes más relajado cuando entras en la habitación? Esperamos que las respuestas a estas preguntas sean afirmativas, porque es evidente que si limitas el ruido y mantienes el espacio ordenado y a oscuras notarás un efecto positivo a la hora de dormir. También es importante que identifiques qué factores han influido más en tu bienestar (comprar un antifaz o sacar el televisor del cuarto, por ejemplo). Si puedes identificar las medidas que han contribuido a solventar el problema, sentirás que empiezas a controlarlo y tendrás la impresión de estar haciendo progresos.

Los «imperdibles» del capítulo

✓ Adaptar la habitación y crearte un reducto de paz hará que sientas mayor control sobre la calidad del sueño.

✓ Aplicar un montón de pequeños cambios contribuirá a lograr un gran cambio positivo.

✓ ¡Deberías destinar tu habitación solo a dormir y a practicar sexo! Aplica estos cambios y verás cómo reafirmas las asociaciones positivas.

Capítulo 5

Cambios de día, satisfacción de noche

Has de saber que lo que hagas (o no hagas) durante el día contribuirá a tus problemas a la hora de dormir. Hay un montón de medidas que puedes adoptar en tu día a día que favorecerán un sueño placentero.

Cambiar de vida para mejorar la calidad del sueño

Quizá te suene a medida drástica, pero si en realidad estás decidido a abordar los problemas para dormir, tendrás que cambiar de rutina durante el día para mejorar la rutina durante la noche. Del mismo modo que te hemos dado pequeños consejos para crear un ambiente relajado en tu habitación, puede que los pequeños cambios en tu día a día no te parezcan importantes si los analizas uno a uno, pero colectivamente pueden suponer una enorme diferencia en la calidad del sueño.

Beber varias tazas de café y luego ponerse a redactar mensajes de correo electrónico en la cama hasta las dos de la madrugada puede no ser un problema para aquellas personas que no tengan problemas para dormir, pero, por desgracia, para ti sí supondrá un grave inconveniente. La opción de reducir algunos «malos» hábitos (malos en el sentido de cómo te afectan a la hora de dormir) quizá te parezca bastante aburrida para empezar, pero si con ello consigues dormir mejor, el sacrificio habrá valido la pena. ¡Y no es una medida para toda la vida! Tan pronto como recuperes la capacidad de descansar, puedes probar qué pasa si vuelves a incluirlos en tu vida.

Los enemigos del sueño
Cafeína
La cafeína es un estimulante, lo que significa que incrementa el ritmo cardíaco, produce adrenalina y elimina los niveles de melatonina. La mayoría de la gente sabe que la cafeína está presente en el té y el café, pero también se encuentra en el chocolate (sí, lo sentimos) y en algunos medicamentos, por lo que quizá no seas consciente de estar ingiriéndola.

No te asustes, no tienes que suprimir la cafeína de forma radical de tu dieta. Tu café de la mañana (una o dos tazas) no es un problema, en absoluto, ya que es a primera hora del día; solo has de ser más consciente de no tomar cafeína por la tarde, ya que a esas horas sí que puede afectarte de forma negativa a la hora de dormir.

Quizá te pase que, al reducir la cantidad de cafeína, te sientas peor unos días. La cafeína es adictiva, y los dolores de cabeza son un síntoma común cuando dejamos de ingerirla. No permitas que eso te desaliente, tu cuerpo pronto se acostumbrará a la nueva situación, y entonces te sentirás mejor (en especial porque dormirás mejor).

✪ No tomes cafeína entre cuatro y seis horas antes de acostarte. El cuerpo necesita tiempo para descomponerla, por lo que todavía te afectará unas horas después de ingerirla. En su lugar prueba infusiones o bebidas descafeinadas.

Nicotina

La nicotina es también una sustancia estimulante y muy adictiva. Activa el sistema nervioso e incrementa el ritmo respiratorio, el ritmo cardíaco y la presión sanguínea, lo que en ningún caso te ayudará a relajarte y a prepararte para dormir. Los estudios han demostrado que los fumadores habituales necesitan más tiempo para quedarse dormidos y duermen menos en comparación con las personas que jamás han fumado (aproximadamente, unos catorce minutos menos por noche).

✪ Dejar de fumar es la única forma de conseguir que la nicotina no afecte al sueño, pero si no puedes, no quieres o estás en el proceso de intentar dejarlo, hay una cosa que puedes hacer para facilitarte la vida: nunca enciendas un cigarrillo a mitad de la noche. El cuerpo empezará a esperar esa dosis de nicotina de forma regular y te despertarás cuando no toca. Si estás realmente dispuesto a abandonar este vicio, ve a ver a tu médico de cabecera, quien te ayudará a planificar las acciones necesarias y te pondrá en contacto con grupos de apoyo.

Alcohol

Pese a que puede parecer una buena forma de relajarte y de sosegarte antes de irte a dormir, el alcohol provocará un sueño más fragmentado y de peor calidad. Quizá te despiertes de forma prematura o discontinua durante la noche y seas incapaz de volver a conciliar el sueño. También es diurético, por lo que es probable que tengas que levantarte varias veces para ir al lavabo o beber mucha agua porque te sientas deshidratado. Ello puede derivar en un círculo vicioso: estás preocupado porque no duermes, así que bebes alcohol para relajarte, pero duermes mal y entonces, a la siguiente noche, recurres a más alcohol.

✪ Procura no tomar alcohol por lo menos de cuatro a seis horas antes de acostarte para que tu cuerpo pueda descansar en vez de dedicarse a digerir. No obstante, si estás dispuesto a arriesgarte a estar toda la noche despierto por no perder la satisfacción de tomar una copa de vino tinto por la noche, prueba con diferentes cantidades para ver cuál es tu grado de tolerancia. (Trataremos este punto directamente en la estrategia del diario del sueño, al final del capítulo.

Bebidas no alcohólicas

Sin duda te han inculcado desde hace años que beber mucha agua es bueno para el cuerpo —y lo es—. Sin embargo, beber en exceso, sea la bebida que sea, antes de acostarte supondrá que te pasarás la noche yendo de la cama al lavabo. Una vejiga llena te despertará y exigirá atención.

✪ Si ves que te pasas más tiempo en el lavabo que en la cama, prueba a redistribuir la cantidad de líquido que tomas: bebe más por la mañana y luego busca un punto intermedio durante el día. No bebas nada durante dos horas antes de acostarte, y asegúrate de que vas al lavabo antes de irte a la cama.

Pastillas para dormir

Las pastillas para dormir pueden ser una solución eficaz a corto plazo para lograr conciliar el sueño, pero un uso prolongado puede provocar dependencia e interferir en tus patrones naturales de sueño. De hecho, pueden prolongar tus problemas para dormir, dado que no estás solucionando el problema causante de tu insomnio. Algunas pastillas también pueden provocar que sientas somnolencia durante el día, por lo que empezarás a dormir la siesta, otro cambio no deseado en tus ritmos de sueño naturales.

✪ El uso prolongado de pastillas para dormir no es la solución. Consulta con tu médico antes de tomar pastillas y también cuando decidas abandonarlas. No dejes de tomarlas de golpe,

La siesta

La siesta genera más inconvenientes que soluciones. Provoca que cueste más que te quedes dormido por la noche, así como una mayor predisposición a despertarte de forma esporádica. No solo estás reduciendo la capacidad para dormir (y, por consiguiente, interfiriendo en tu homeostato del sueño), sino que si das una cabezadita en el sofá, estás debilitando la importante asociación cama/sueño. Además, si duermes la siesta de forma habitual, estarás condicionando tu cuerpo a esperar la siesta cada día, así que, si por cualquier motivo no puedes cabecear —aunque solo sean cinco minutos—, te sentirás más cansado y más perezoso.

✪ No duermas la siesta. Es una solución a corto plazo para un problema a largo plazo que solo acentuará tus problemas para dormir. Es como en el caso de jet lag (o desfase horario): tienes que superar el cansancio hasta que seas capaz de irte a dormir a una hora razonable, y entonces tendrás más posibilidades de dormir toda la noche.

Contar las horas

Contar las horas que te quedan para levantarte —«si me quedo dormido ahora, todavía podré dormir tres horas»— es una de las prácticas que provoca más sensación de soledad y más pánico de las que puedes hacer. Empiezas a recriminarte a ti mismo el hecho de que todavía estés despierto, lo que deriva en ansiedad por lo mal que rendirás al día siguiente. Si estás pendiente del reloj, permanecerás más rato despierto, ya que la mente está preparada para calcular cuánto tiempo has dormido. De repente, te despiertas pensando: «¿Estaba dormido?» y entonces te enfadas contigo mismo por haberte despertado cuando te das cuenta de que sí que estabas dormido.

✪ Dale la vuelta al reloj y no lo mires —el beneficio será doble si este emite luz azul—. Consultar la hora no resolverá nada, sino que solo servirá para agravar la ansiedad. Si te despiertas y sabes que es tarde (o muy temprano, que también podría ser el caso), convéncete a ti mismo de que son las dos de la madrugada. Tu cerebro aceptará esa hora sin que cunda el pánico porque, pese a que es tarde, todavía serás capaz de dormir unas horas antes de tenerte que levantar.

Sobrecarga tecnológica

Hemos mencionado que la mayoría de los aparatos electrónicos emiten una perturbadora luz azul, pero conectarte a internet por la noche también es un estímulo mental. En esta sociedad actual, despierta las veinticuatro horas del día, puede resultar excepcionalmente duro desconectar de internet cuando constantemente tienes actualizaciones en tus redes sociales. No obstante, intentar pensar en un flujo de continuas respuestas graciosas e inteligentes para Twitter solo te mantendrá alerta cuando, en realidad, deberías estar intentando dormir.

✪ Desconecta por lo menos una hora antes de irte a la cama.

El mundo no se acabará si no intervienes en debates virtuales, y las cuestiones laborales sobrevivirán, de verdad, sin ti por la noche (y si te das cuenta de ello haciendo tú mismo la prueba, conseguirás sacarte un enorme peso de encima).

Los héroes del sueño

Estas son las medidas que más favorecen el sueño. Integra algunas más en tu vida y seguro que ni te reconocerás a ti mismo cuando llegue la hora de dormir.

Rutina

Acostarte y levantarte más o menos a la misma hora todos los días es una forma sencilla de crear una rutina vinculada a dormir bien. El cuerpo empezará a sentir sueño a determinadas horas, lo que fortalecerá el ritmo circadiano. Durante unas semanas, mantente firme en tu propósito de acostarte a la misma hora. Cuando consigas dormir mejor, no será necesario que seas tan estricto contigo mismo. También necesitas ser riguroso los fines de semana y los días de fiesta, en los que solo te permitirás una hora de holgazanear en la cama. La cuestión es acostarte siempre cuando tu cuerpo te pida que quiere dormir, pero no que pases horas tumbado cuando no te lo pide.

✪ Presta atención al cuerpo cuando este te indique que está cansado. Si necesitas acostarte antes, hazlo; si no estás cansado cuando tenías pensado irte a la cama, entonces no lo hagas. Intenta no cancelar ningún plan por más fatigado que estés o te obsesionarás todavía más con la imposibilidad de dormir, y pensarás: «Ya no puedo hacer lo que hacía antes». Si estás ocupado, estarás más animado.

Ejercicio físico

Si practicas ejercicio te sentirás mejor, tanto desde un punto de vista físico como mental. Las endorfinas que fluyen por el cuerpo harán que te sientas más feliz y más capacitado para enfrentarte a la falta de sueño y a sus repercusiones. El ejercicio físico alivia el estrés del día y te ayuda a sosegarte.

Según los estudios, el ejercicio cardiovascular (el que estimula al corazón a bombear sangre, incrementa el ritmo cardíaco y te hace sudar) puede aportarte un sueño más profundo, por lo que pasarás más tiempo en las fases restauradoras 3 y 4. También incrementa el metabolismo, de modo que no sentirás tanta pesadez ni hinchazón.

✪ Intenta pensar en una serie de ejercicios que puedas encajar con facilidad en tu rutina diaria y evita practicar ejercicio a última hora de la tarde. (El ejercicio físico incrementa la producción de adrenalina, lo cual provoca que sea más difícil conciliar el sueño a corto plazo, así que asegúrate de regalarles a tus músculos una hora de relajación, como mínimo, antes de acostarte.) Podrías apearte del autobús unas paradas antes y caminar, seguir unas pautas de ejercicios a través de un DVD a primera hora de la mañana o apuntarte a clases en un gimnasio.

Comida

Lo que comas tendrá un impacto en cómo duermes y viceversa. La encuesta nacional estadounidense de examen sobre salud y nutrición descubrió que las personas que duermen entre siete y ocho horas por noche siguen una dieta más variada, mientras que aquellos que solo duermen cinco horas beben menos agua, consumen menos vitamina C y tienen menos selenio, un oligoelemento esencial que se encuentra en los frutos secos, la carne y el marisco, que afecta a la función tiroidal y contribuye a mantener la estabilidad en el metabolismo.

✪ Una dieta sana y equilibrada propiciará el sueño, pero también hay que tener en cuenta a qué hora cenas. Intenta no hacerlo muy tarde, ni tampoco comer en exceso, ya que el cuerpo todavía estará haciendo la digestión cuando te vayas a la cama. De todos modos, tampoco es recomendable acostarse hambriento, ya que un estómago descontento que proteste haciendo ruido puede ser también motivo de desvelo. Una cena frugal una hora antes de acostarte hará que baje el nivel de azúcar en la sangre durante la noche. (Ver alimentos recomendados en la página siguiente.)

Los ingredientes para dormir

Las tres sustancias que solo se obtienen a través de la alimentación y que ayudan a dormir mejor son:

Triptófano: un aminoácido esencial que se encuentra en todas las proteínas. El cuerpo utiliza el triptófano para producir serotonina, que a su vez produce melatonina, la hormona del sueño.

Serotonina: la hormona de la felicidad que lleva mensajes de nuestro cerebro a otras células. Se activa con la luz del sol, y rige nuestro estado anímico. Una falta de serotonina puede conllevar ansiedad, depresión y una necesidad de ingerir alimentos ricos en carbohidratos. Durante la noche, la serotonina se convierte en melatonina.

Melatonina: A estas alturas, ya estarás familiarizado con la melatonina. Es la hormona que regula el ritmo circadiano y promueve el buen descanso. Proviene de la serotonina, y puede encontrarse en determinados alimentos. La mejor forma de garantizar una óptima producción de melatonina es dormir en una estancia que esté tan oscura como sea posible. (Evita tomar un suplemento de melatonina, ya que puede tener un efecto adverso en la producción natural de tu cuerpo.).

✪ Cinco alimentos fantásticos para dormir

La leche es muy rica en triptófano, el generador de la serotonina y la melatonina. Los huevos y otros productos lácteos como el requesón y el queso también contienen triptófano y calcio. (Los veganos, o vegetarianos totales, necesitarán comer más cantidad de otras fuentes alimentarias.)

Los carbohidratos estimulan la secreción de la insulina, que elimina los aminoácidos en la circulación sanguínea que compiten con el triptófano. Los carbohidratos complejos, tales como las galletas saladas, el pan y los bagels (roscas de pan), incrementan la producción de serotonina. Los cereales integrales contienen vitamina B, que protege el sistema nervioso y sosiega el cuerpo y la mente, por lo que son un buen alimento para combatir la ansiedad, la irascibilidad, la tensión y el insomnio. Este grupo de vitaminas son necesarias para que las células del cuerpo transformen los carbohidratos y las grasas en energía. Son esenciales para combatir el estrés crónico y para contribuir al buen funcionamiento del sistema nervioso.

Los alimentos ricos en proteínas —tales como el pavo, el pollo, la ternera y el cerdo— contienen triptófano. El salmón y el arenque contienen ácidos grasos omega-3 (DHA) que estimulan la producción de melatonina.

La fruta (plátanos, por ejemplo) origina tanto la producción de serotonina como de melatonina, pero además contiene magnesio, un relajante muscular natural. Las cerezas son un alimento excelente, llenas de vitaminas antiinflamatorias y de melatonina.

Los frutos secos son una fuente rica en melatonina, sobre todo las nueces. Los estudios demuestran que los niveles de melatonina en las personas aumentaron el triple después de comer nueces, así que toma un puñado para merendar.

✪ Tu diario del sueño actualizado

Añade algunas nuevas preguntas a tu diario del sueño; esta vez también monitorizarás tu dieta así como la ingesta de cafeína, alcohol y nicotina.

Experiencia vinculada al sueño (preguntas adicionales)	Lunes
¿Qué tomaste antes de ir a dormir y a qué hora fue?	
¿Qué ejercicio físico has hecho durante el día?	
¿Cuántos cigarrillos has fumado y cuándo?	
¿Tomaste cafeína? Si es «sí», ¿cuándo?	
¿Cuánto alcohol has tomado y cuándo?	
¿Has tomado pastillas para dormir?	

Cuando la semana que estás monitorizando toque a su fin, revisa el diario. ¿Ha mejorado tu capacidad para dormir? ¿Qué cambio te ha costado más aplicar? ¿Crees que ha valido la pena?

Cuanto más practiques estos cambios de estilo de vida, más fáciles te resultarán. Las anotaciones en el diario favorecerán la toma de conciencia de qué prácticas funcionan y cuáles no; asimismo, te obligarán a reconocer los malos hábitos. Algunas de esas prácticas están tan integradas en nuestras vidas que las llevamos a cabo de forma automática —ocho tazas de té al día contribuirán, sin lugar a dudas, a potenciar tus problemas para dormir, pero quizá no eras consciente de que tomabas tantas tazas—. Rellenar la tabla te forzará a analizar elementos que podrían perpetuar los trastornos del sueño, y de ese modo podrás buscar formas para solucionarlos (por ejemplo, prueba el té sin cafeína).

✪ Mapa mental de buenos hábitos

Completa un nuevo mapa mental centrándote en el mal hábito
que más te ha costado abandonar —quizás estés intentando dejar
de fumar durante la noche, o hayas decidido no tomar esa taza de
café a las ocho de la tarde—. Describe cómo te ha afectado, tanto
desde un punto de vista físico como emocional, el hecho de
adoptar una nueva rutina. Anota tus pensamientos y qué es lo
que te ha incitado a aplicar el cambio.

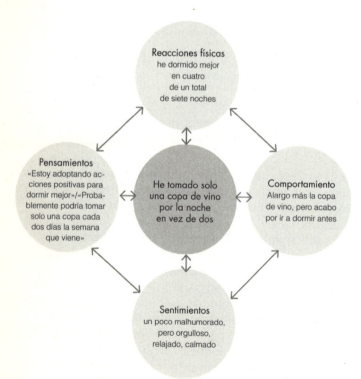

Reacciones físicas
he dormido mejor
en cuatro
de un total
de siete noches

Pensamientos
«Estoy adoptando ac-
ciones positivas para
dormir mejor»/«Proba-
blemente podría tomar
solo una copa cada
dos días la semana
que viene»

He tomado solo
una copa de vino
por la noche
en vez de dos

Comportamiento
Alargo más la copa
de vino, pero acabo
por ir a dormir antes

Sentimientos
un poco malhumorado,
pero orgulloso,
relajado, calmado

Limitar solo la cantidad de vino que tomas no tendrá un efecto en la calidad del sueño, pero si añades dicha modificación a un cambio en la dieta y reduces la cafeína, practicas más ejercicio y aplicas una nueva rutina a la hora de acostarte, tu capacidad para quedarte dormido mejorará sin lugar a dudas. No esperes milagros; no te quedarás dormido de repente, como la Bella Durmiente. Sin embargo, notarás la diferencia semana a semana. Es posible que tu cuerpo tarde un poco en adaptarse a los cambios, pero pronto se acomodará. Descubrirás que el hecho de adoptar pasos proactivos para mejorar tu estado resulta increíblemente motivador.

Los «imperdibles» del capítulo

✓ Cambiar qué y cuándo comes y bebes (y te acuestas) te ayudará a mejorar la capacidad de conciliar el sueño.

✓ La cafeína, la nicotina y el alcohol son enemigos naturales del sueño, así que evítalos mientras te relajas unas horas antes de acostarte.

✓ Los nuevos hábitos diarios te parecerán menos restrictivos cuando empieces a experimentar los resultados.

Capítulo **6**

El resto
de tu vida

Aprender a relajarte es una habilidad —una deliciosa habilidad muy entretenida— que cambiará tu perspectiva respecto al sueño. Te presentamos la nueva guía de inducción al sueño para descansar y aquietarte.

La importancia de un buen descanso

*E*s necesario que cambies cómo te sientes físicamente antes de acostarte para lograr el estado anímico adecuado para dormir. Si estás alterado como un boxeador, no conseguirás quedarte dormido a menos que alguien te noquee.

La relajación es una técnica que suele usarse como terapia para combatir el insomnio. Es imposible estar mentalmente agitado si físicamente estás relajado por completo. Más de cincuenta estudios a lo largo de los últimos treinta años han demostrado que la sensación de relax produce una clara mejora en la calidad del descanso y en la celeridad en conciliar el sueño (entre veinte y treinta minutos antes, de promedio). Sorprende lo mucho que cuesta descansar cuando estás estresado. Si siempre te angustias cuando llega la hora de acostarte, el cuerpo reaccionará acorde a cómo te sientes: los músculos se tensarán, el corazón se desbocará y la mente se disparará con mil pensamientos incontrolables. El cuerpo reconoce la sensación de miedo y te prepara o bien para luchar o bien para huir de la amenaza. Solo intenta protegerte, pero, por desgracia, este es el estado físico y mental menos deseado para propiciar el sueño.

Ejemplo: La nueva pesadilla de mamá Niamh

Adam, el bebé de Niamh, tenía seis semanas de vida. Era su primer hijo y pese a estar informada acerca de las largas noches que le esperaban de insomnio, no estaba preparada para nada parecido. Llevaba tres semanas sin pegar ojo.

Al principio se despertaba cuando el pequeño estaba inquieto o tenía hambre, y luego volvía a quedarse dormida, pero cada vez le costaba más conciliar el sueño. Sabía que Adam se despertaría de nuevo dentro de un par de horas, por lo que sentía la gran presión de aprovechar al máximo las horas de sueño. La presión derivó en pánico, y Niamh terminó por no poder conciliar el sueño incluso cuando Adam dormía plácidamente. Se sentía como una zombi, y cuando hablaba con otras mamás no hallaba consuelo porque ella no experimentaba un sueño interrumpido, sino que no pegaba ojo en toda la noche.

Cuando anochecía, empezaba a ponerse tensa, y se preparaba para la batalla tanto desde un punto de vista físico como mental; se pasaba el rato contemplando cómo su pareja y Adam dormían profundamente. A medida que pasaban las horas, la desesperación crecía. Sabía que no sufría una depresión —se sentía bien consigo misma— pero la sensación de soledad y de impotencia crecía con el paso de los días.

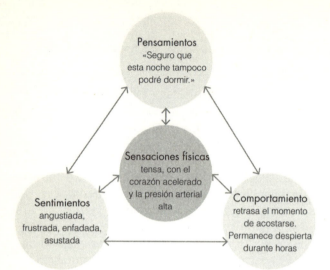

Lo más adecuado sería que Niamh intentara relajarse antes de acostarse. El estrés y la ansiedad le generaban un gran temor cuando llegaba el momento de tumbarse en la cama, y su cuerpo respondía a tal presión de la misma forma que haría si estuviera frente a un maníaco que la amenazara con un cuchillo. (Es seguro que serías incapaz de quedarte dormido si estuvieras frente a un maníaco que te amenazara con un cuchillo.)

Técnicas de relajación

La relajación desactiva el sistema de actividad corporal, lo que sosiega los pensamientos, el cuerpo y las emociones. También propicia cualquier acto que desaliente el sueño, como por ejemplo evitar acostarte o empezar un nuevo proyecto a la una de la madrugada.

En las siguientes páginas te mostramos diversas técnicas de relajación. Deberías probarlas todas para descubrir cuál es la más idónea para ti. No descartes ninguna por el simple hecho de que te parezca una tontería o demasiado enrevesada; se ha demostrado que funcionan, y quizá te sorprendas al constatar que la técnica que mejor resultados te da es precisamente la que menos te atraía.

Técnicas de relajación: pautas

Practica por lo menos dos veces al día, diez minutos por sesión —cuando consigas conciliar el sueño podrás profundizar en la estrategia hasta dominarla; además, es una forma útil de bajar el ritmo durante el día— y una vez antes de acostarte como parte de la rutina de aquietamiento.

◆ Encuentra un espacio tranquilo donde nadie te moleste y desconecta el móvil. No podrás relajarte si cada dos por tres suena la musiquilla del teléfono o si lo oyes vibrar.

◆ Colócate en una posición cómoda en la que todo el cuerpo, incluida la cabeza, esté firmemente apoyado, ya sea en el suelo, en un sofá o en la cama. Si no puedes tumbarte, siéntate en una silla cómoda. (Si te tumbas en el suelo, puedes colocar un cojín debajo de las rodillas para sentir un apoyo más sólido.)

◆ Desabrocha cualquier prenda de ropa que te incomode y quítate todos los complementos —reloj, gafas, joyas— incluso las lentes de contacto. Despréndete de cualquier complemento que pueda moverse y distraerte.

⋯⟶

◆ Concédete permiso para no prestar atención a ninguna preocupación durante esos diez minutos. Esta técnica debería revestir la máxima importancia, por encima de todo. Convence a tu cerebro de que puedes volver a asustarte y preocuparte por la vida de nuevo cuando termines la relajación —solo estás posponiendo los pensamientos, no anulándolos—. El éxito del ejercicio dependerá de tu enfoque y tesón para obtener logros.

◆ No intentes controlar el cuerpo; permite que pase lo que tenga que pasar. Libérate de toda preocupación u opinión acerca de cómo lo estás haciendo. Lo importante es que te relajes. Si piensas: «¡Vaya, esto no funciona!» no te relajarás. Confía en ti; la técnica dará resultado si le das la oportunidad.

◆ Considera la opción de grabar las instrucciones del ejercicio, para que puedas escucharlas mientras dura, en lugar de memorizarlo todo.

◆ Por último, ten paciencia. La relajación no da resultados de forma automática e inmediata; es una técnica que las personas con tendencia a sufrir estados de estrés y de ansiedad han de aprender. Cuanto más practiques, más sencillo será.

✪ Respira hondo

Concentrarte en la respiración es una forma óptima de centrarte en el momento presente y evitar distracciones mentales. Esta técnica te permitirá alcanzar un estado de aquietamiento, tanto desde un punto de vista físico como mental. Y lo mejor es que puedes realizar este ejercicio de cinco pasos en cualquier sitio.

1. Apoya la mano en el vientre. Inhala despacio y hondo por la nariz; mantén los hombros relajados. Mientras inhalas, hincha el abdomen y fíjate en el movimiento ascendente de la mano.
2. Retén el aire dos segundos.
3. Exhala despacio por la boca y nota cómo se deshincha el abdomen. Mientras exhalas, frunce los labios levemente, pero mantén la mandíbula relajada. Es posible que emitas un suave silbido.
4. Sonríe mientras terminas de exhalar. Está demostrado que sonreír hace que nos sintamos mejor: piensa en algo agradable o en un ser querido, o simplemente sonríe sin ningún motivo.
5. Repite el ejercicio durante varios minutos, hasta que te sientas más sosegado.

✪ Relajación muscular progresiva

Hace unos cincuenta años, el doctor Edmund Jacobson descubrió que si tensas un músculo durante unos segundos y luego sueltas la tensión, el músculo se relaja por completo.

Cuando estás estresado, los músculos están en tensión y pueden permanecer en ese estado durante un rato sin que te des cuenta. Tensar y luego relajar de forma consciente varios grupos de músculos corporales produce un profundo estado de relajación que está demostrado que alivia numerosos trastornos, incluido el insomnio. Este ejercicio también te servirá para despejar la mente, ya que te obliga a concentrarte en el cuerpo y no te deja espacio para pensar en las cuestiones del día a día. Tan pronto como las preocupaciones se apoderan de la mente (y lo harán, es un proceso natural), apártalas con este ejercicio.

Al relajar los músculos tensados, es recomendable que digas en voz alta o bien mentalmente: «¡Suelta!». Quizá te suene un tanto ridículo, pero es muy importante que lo hagas. Significa que estás asumiendo el control del ejercicio de forma consciente —no solo relajas el músculo, sino que has elegido que eso es lo que quieres hacer— lo que favorecerá la sensación de relajación.

Si asumes el control, tu mente no tendrá más remedio que centrarse en el ejercicio. Es imposible que tenses el brazo y que a la vez continúes pensando que más tarde no podrás dormir.

Deberías aplicar los siguientes consejos a cada una de las fases del ejercicio:

- Cuando tenses, estira tanto como sea posible, sin rebasar el límite, por supuesto.
- Mantén la tensión durante diez segundos como mínimo.
- Cuando sueltes, di: «¡Suelta!» mentalmente o en voz alta.
- Concéntrate en la sensación de tensión que desaparece del músculo cuando lo relajas.
- Relájate unos quince o veinte segundos; solázate en la sensación.

✪ Ejercicio de relajación

Haz tres respiraciones abdominales hondas (sigue el ejercicio de respiración de la página 94 y, mientras espiras, imagina que te abandona toda la tensión y el estrés acumulados durante el día.

- Cierra los puños con fuerza durante diez segundos. Concéntrate en la sensación de tensión y visualiza cómo se tensan los músculos. Di: «¡Suelta!» y relájate.
- Tensa los bíceps: flexiona los brazos hacia los hombros. Mantén, «suelta» y relájate.
- Tensa los tríceps (los músculos situados en la región posterior de los brazos). Para estirar el tendón del tríceps, coloca la palma de la mano hacia abajo en la parte posterior del hombro. Con la otra mano, empuja el codo hacia atrás hasta que sientas un estiramiento cómodo. Mantén, «suelta» y relájate.
- Tensa los músculos de la frente: enarca las cejas tanto como puedas. Mantén, «suelta» y relájate. Visualiza cómo se

destensan los músculos de la frente a medida que te relajas.
Concéntrate en la cara. Cierra los ojos con fuerza. Mantén,
«suelta» y relájate. Tensa la mandíbula: abre la boca al
máximo. Mantén, «suelta» y relájate. Permite que los labios
se abran y destensa la mandíbula.

◆ Ejerce presión con la cabeza sobre la almohada en la que
descansa, tensa los músculos de la nuca. (Con cuidado; evita
tirones bruscos.) Mantén, «suelta» y relájate. La gente suele
acumular mucha tensión en esta zona, así que repite el
ejercicio si lo consideras necesario. Eleva los hombros hasta
las orejas y suéltalos de golpe. Estira los hombros hacia atrás,
tanto como puedas. Mantén, «suelta» y relájate. Repite el
ejercicio si lo consideras necesario.

◆ Hunde el ombligo. Mantén, «suelta» y relájate, imaginando
una ola de relajación que se expande por todo el abdomen.

◆ Arquea la parte inferior de la espalda hacia el techo. Mantén,
«suelta» y relájate. (No hagas este ejercicio si sufres dolores
de espalda.) Tensa los glúteos. Mantén, «suelta» y luego
relájate al tiempo que imaginas que tu cuerpo abandona
la tensión a través de los músculos de las caderas.

◆ Aprieta los muslos, desde las ingles hasta las rodillas. Tensa
también las caderas. Mantén, «suelta» y relájate. Estira los
dedos de los pies hacia arriba, tensa los músculos de las
pantorrillas (puedes flexionarlas para evitar calambres).
Mantén la postura unos segundos y luego suelta. Estira los
dedos de los pies hacia delante, luego suelta. Repasa el cuerpo
mentalmente para detectar si queda alguna tensión residual.
Si notas que hay alguna zona todavía tensa, repite el ejercicio
relacionado con aquel músculo.

◆ Imagina una ola de relajación que se expande por todo el
cuerpo, que empieza por la cabeza y atraviesa todos los
músculos hasta llegar a los pies.

✪ Entrena la imaginación

Quizá te cueste un poco llegar a dominar este ejercicio. Se trata de recurrir al uso de técnicas de visualización para centrar la atención en imágenes neutrales o que sugieran sosiego.
El objetivo es disminuir las respuestas estimulantes y conseguir que te sientas calmado, tanto desde un punto de vista físico como mental. Estas técnicas de imaginación requieren práctica, así que la primera vez no intentes hacerlo justo antes de acostarte, o puede que te pongas nervioso al constatar que no funciona de forma inmediata. En lugar de eso, practica durante diez minutos a lo largo del día hasta que te sientas seguro, y luego ponlo en práctica durante la rutina de aquietamiento de la página 102.

Busca un lugar donde nadie te moleste. Siéntate o túmbate ahí.

◆ Cierra los ojos e imagina un espacio que te inspire tranquilidad, un lugar donde puedas sentirte relajado por completo —quizás una soleada playa desierta, un lago entre montañas, tu butaca favorita, o sentado al lado de una persona amada.

◆ Para llegar hasta ese lugar, has de descender por una escalera que tiene diez peldaños. Imagínate de pie en lo alto de la escalera, listo para dar el primer paso. Estás sosegado, relajado y con ganas de llegar a tu destino.

◆ Imagínate hundiéndote suavemente con cada nuevo paso, como si los peldaños estuvieran hechos de arena cálida, y nota cómo toda la tensión que has ido acumulando durante el día te abandona a medida que cuentas los peldaños (de diez a cero).

◆ Cuando llegues a cero, pronuncia la palabra «cero» mentalmente y sumérgete en tu reducto de paz. Observa y muévete por el espacio, fíjate en los colores, escucha los sonidos e imagina los olores y las texturas.

◆ Visualiza la imagen de la forma más vívida posible; fíjate en los pequeños detalles: ¿Qué ropa llevas puesta? ¿Vas con los pies descalzos?, ¿la arena fina se te mete entre los dedos? Incorpora todos los complementos favoritos para entregarte a un absoluto bienestar: el sonido del mar, la sensación del sol en la piel o el olor a un determinado aroma.

Cuando consigas imprimir ese lugar y experiencia en tu mente, cada vez que te sientas estresado o nervioso serás capaz de evocarlo, y tu cuerpo se beneficiará de la sensación de sosiego.

✪ La meditación *mindfulness* o de atención plena

La atención plena es diferente a la relajación. Es una excelente técnica de meditación que obliga a tomar conciencia del momento presente —lo que sucede a tu alrededor, en lugar de lo que te pasa por la cabeza—. Se ha demostrado que esta práctica ejerce una influencia positiva en las emociones, el sistema nervioso, las hormonas del estrés, el sistema inmunitario y... sí, incluso en el sueño.

La atención plena requiere que aprendas a tratar los pensamientos como meros pensamientos, y las emociones como meras emociones. En el caso del insomnio, la atención plena neutraliza el desasosiego y el pánico asociados a no poder dormir. Se trata de asumir el control de la mente en vez de dejarte controlar por ella, de modo que te sitúes en un plano mental más apropiado —y, por consiguiente, también en un plano físico más adecuado— para dormir.

La atención plena consiste en aceptar y no juzgar. Al no juzgar tu habilidad de dormir y simplemente aceptar los hechos tal como son te sentirás menos tenso, por consiguiente, estarás en mejores condiciones para dormir. Si aceptas lo que pasa, puedes elegir cómo debes reaccionar; por ejemplo: si no puedes dormir y no te sientes cansado, levántate y haz algo (una actividad relajante) hasta que sientas somnolencia. El hecho de tomar conciencia de que dormir menos pero bien es más satisfactorio que dormir más pero de forma fragmentada debería frenar el sentimiento de ansiedad que te asalta cada vez que te despiertas durante la noche.

Un estudio piloto evaluó una versión de seis semanas de un

programa de atención plena en treinta pacientes con insomnio. La mitad de los pacientes respondió que había experimentado una reducción del 50% o en un porcentaje incluso más elevado del tiempo total que pasaban despiertos, y todos excepto dos de ellos consiguieron vencer el insomnio al final del tratamiento.

✪ La atención plena enfocada al sueño

Practica el ejercicio que te mostramos durante el día, antes de acostarte, y si es necesario, cuando te despiertes por la noche.

1. Imagínate en la orilla de un río, contemplando el agua que fluye despacio, mientras el sol ilumina la superficie con un intenso brillo.
2. Fíjate en un imponente árbol centenario. Sus gruesas ramas cuelgan sobre el río, y mientras lo contemplas, una hoja se desprende de una de las ramas y planea por el aire hasta posarse en el agua, donde flota y se aleja de ti, arrastrada por la corriente.
3. Cae otra hoja, y luego otra.
4. Cuando caiga la siguiente, deposita uno de tus pensamientos negativos vinculados a la imposibilidad de dormir sobre la hoja, sin analizarlo ni juzgarlo.
5. Coloca el pensamiento en la hoja, y en el momento en que esta se pose en el agua, fíjate cómo el río se la lleva, corriente abajo.
6. Cuando caiga otra hoja, repite el ejercicio: deposita un pensamiento en la hoja, contempla cómo esta toca el agua y se aleja arrastrada por la corriente.
7. Siente cómo el agua te arrastra inevitablemente hacia un apacible sueño, mientras tus preocupaciones se alejan río abajo.

Este es solo un escenario de muestra; tú puedes adaptarlo según tus gustos. La cuestión es aislar los pensamientos que te estresen o te preocupen relacionados con la privación del sueño, que imposibilitan precisamente que puedas dormir. En vez de obcecarte en tales pensamientos, solo acéptalos y luego suéltalos.

✪ Tu mapa mental de relajación

Después de probar todas las técnicas de relajación, completa un mapa mental centrándote en uno de los ejercicios en particular o en todos ellos. ¿Cómo te sentías antes y después de hacerlo? Sé sincero; si previamente pensabas: «Esto es una verdadera chorrada» y después de hacer el ejercicio no has cambiado de opinión, escríbelo.

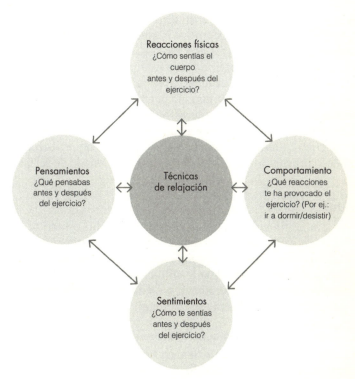

¿Ha habido algún ejercicio de relajación en particular que te haya parecido de gran ayuda? ¿Ha tenido un efecto tanto mental como físico? ¿La inhibición de si lo estabas haciendo bien o de si parecía que hubieras perdido la chaveta te ha frenado a la hora de implicarte por completo en lo que hacías?

Completar este mapa mental debería ayudarte a ver que la relajación ejerce un efecto directo en tu experiencia del sueño. No obstante, si los ejercicios no te han parecido de tanta ayuda como esperabas, eso también debería servirte para detectar en qué fallas. Por ejemplo: si has escrito «Menuda chorrada» en la sección «Pensamientos», significa que eso te habrá afectado en el comportamiento, en tu reacción física y en el estado anímico.

Puedes elegir si quieres volver a intentarlo: repite el ejercicio, pero esta vez con mentalidad más abierta. Del mismo modo que no puedes autoimponerte el sueño, no puedes relajarte por obligación. Tienes que hacerlo porque quieres. Si no eres una persona de talante tranquilo, necesitarás un poco de práctica para dominar estas técnicas. Sigue insistiendo; cuanto más practiques, con más facilidad aprenderá tu cuerpo a entregarse a un estado de relajación.

Aquietamiento

Crear una rutina al anochecer para propiciar un estado de sosiego (en el que o bien la relajación o bien la atención plena tendrán a todas luces un papel destacado) conseguirá que sientas un mayor control de la situación. Desarrollarás una pauta que tu cuerpo reconocerá, y de ese modo empezará a prepararse instintivamente para dormir.

✪ La atención plena enfocada al sueño

Elige una rutina de una hora de duración que empiece antes de acostarte. Piensa en todo aquello que te guste hacer y que pueda servir para zafarte del estrés mental. A continuación, te ofrecemos algunas ideas como punto de partida:

◆ **Leer.** Incluso si te gusta la novela negra, llena de horribles asesinatos, o las cruentas historias de destripadores, la lectura propicia el aquietamiento mental: te empuja a concentrarte en la historia que estás leyendo, de modo que dejas de cavilar en las preocupaciones. ¡Pero ten cuidado! No sea que de repente te des cuenta de que has leído un capítulo entero sin enterarte de nada —no podrás concentrarte en la lectura si estás pensando en otras cosas—. Otro consejo: evita leer en la cama. Mientras te cueste dormir, es conveniente que asocies la cama solo con dormir y con el sexo. Lee en otro espacio, para que tu cuerpo y tu mente asocien el acto de meterte en la cama solo con dormir.

◆ **Un baño.** Los baños son una forma ideal para relajarse. Hay algo hedonista en el hecho de regalarte tiempo para sosegarte. Además, los estudios demuestran que cuando entras en un baño caliente, la temperatura del cuerpo desciende —la misma respuesta física que cuando duermes— lo que te genera una sensación de cansancio.

◆ **Aromaterapia.** Determinados aceites esenciales estimulan la relajación (manzanilla, lavanda, bergamota, jazmín, rosa y sándalo). Añade unas gotas al agua de la bañera y rocía la almohada.

◆ **Un masaje.** Pídele a tu pareja que te haga un rápido masaje en los hombros o en la espalda.

◆ **Yoga o meditación.** Adquiere un manual o un DVD sobre yoga o meditación y pruébalo.

◆ **Listado de canciones.** Elige melodías que te parezcan relajantes, no estimulantes.

◆ **Un vaso de leche caliente.** Se ha demostrado que la leche caliente a menudo nos evoca recuerdos de infancia y nos incita a dormir. Sin embargo, aunque no bebieras leche de niño, contiene triptófano, que genera la sensación de cansancio.

◆ **Una cena frugal.** Tal y como ya hemos mencionado en el capítulo anterior, una cena frugal una hora antes de acostarte puede estimular la producción de triptófano, serotonina y melatonina.

◆ **Ver la tele.** Asegúrate de elegir un programa que acabe a una hora prudente, y sé estricto contigo mismo respecto a apagar el televisor cuando se acabe dicho programa. No te pongas a mirar una película de acción a las diez de la noche si tu intención es acostarte a las once. Te quedarás más rato despierto, y estarás demasiado estimulado. (Sobre todo si se trata de una buena serie compuesta por varios episodios. Seguro que en ese caso, si decides ver varios episodios seguidos, tu cuerpo no te lo agradecerá a la mañana siguiente.)

Como norma general, evita enfrascarte en cualquier actividad estimulante a última hora de la noche, como por ejemplo una llamada telefónica a tu pareja para discutir acaloradamente (llámala antes) o empezar un nuevo proyecto (empiézalo por la mañana). Asegúrate, también, de que has completado todas las tareas esenciales antes de empezar la rutina de aquietamiento. No tiene sentido que, a la hora de acostarte, cuando te sientas relajado, te pongas a fregar el suelo.

La rutina para propiciar un estado de aquietamiento debería incluir, como mínimo, una de las técnicas de relajación o de atención plena que hemos expuesto al principio de este capítulo. Aquí tienes un ejemplo:

Una hora de aquietamiento
(con la intención de acostarte a las diez y media)

21:30	Mira una de tus series cómicas favoritas durante una media hora.
22:00	Prepárate un baño
22-22:10	Atenúa las luces y relájate a través de la técnica de imaginación, mientras se llena la bañera
22:10	Sumérgete en el baño caliente
22:30	Toma una bebida caliente (una infusión o un vaso de leche) antes de acostarte

Tu rutina puede incluir cualquier actividad que te guste (que sea relajante) y puede durar tanto como quieras. Pese a que recomendamos una hora, no siempre dispondrás de tanto tiempo. Sin embargo, mientras intentas restablecer los patrones del sueño es esencial que te asegures de dedicarte un ratito a ti mismo antes de acostarte (aunque no sea una hora completa). Si sueles salir de copas por la noche, regresa media hora antes durante el siguiente par de semanas a fin de disponer de un poco de tiempo para relajarte, o si tienes que ocuparte de la familia, avisa de que te tomarás un rato para que no te molesten y puedas practicar las técnicas de relajación y leer un libro durante quince minutos —cualquier cosa para que, de forma consciente, trates de aquietarte—. Dedícate ese ratito y ya verás cómo cambia tu enfoque respecto al sueño.

Los «imperdibles» del capítulo

✓ Aprender a relajarte requiere práctica, pero te cambiará la vida.

✓ Si eres estricto respecto a dedicarte un rato antes de acostarte, te verás recompensado cuando ronques como un verdadero profesional.

✓ Una rutina firme que favorezca el aquietamiento te preparará física y mentalmente para dormir.

7

Adiós a los pensamientos negativos

Los pensamientos negativos son para el sueño lo mismo que la kriptonita para Superman: lo echan todo a perder. En este capítulo te mostramos cómo cambiar tu forma de pensar respecto al sueño para permitir que el cuerpo y la mente gocen del debido espacio para descansar.

No hay descanso para los angustiados

Sabemos que la mayoría de los trastornos del sueño están originados por una circunstancia estresante, un pensamiento persistente del que no consigues zafarte (lo cual no es necesariamente negativo), una tragedia en tu vida o un cambio en el espacio donde duermes. La esperanza es que, cuando estos problemas se resuelvan, los patrones del sueño recuperen la normalidad. Con todo, cuando el sueño empieza a jugar malas pasadas, la atención puede desviarse del problema original a la incapacidad de conciliar el sueño, por lo que aun cuando resuelvas la cuestión que motivó el trastorno es posible que sigas sin poder dormir.

Los problemas para dormir de Sophie

Sophie tenía problemas sentimentales pero no sabía cómo romper la relación con su pareja. Richard, su novio, mostraba una fuerte dependencia emocional hacia ella, y le había dicho que no soportaría que lo abandonara. Sophie llevaba varias semanas sin dormir; se pasaba las noches en vela, pensando angustiada si sería capaz de terminar con aquella relación, y cómo y cuándo lo haría.

En la oficina, Sophie había disminuido el ritmo de trabajo. Se había retrasado a la hora de entregar una propuesta y había cometido un par de fallos que no eran propios de ella. Solo podía pensar: «¿Y si...?». «¿Y si Richard comete alguna tontería si me marcho?», «¿y si no rindo en el

···: trabajo a causa del insomnio?». Se sentía sola y aislada. Estaba tan cansada y agobiada que tenía la impresión de no tener fuerzas ni para quedar con sus amigas, así que empezó a no salir con ellas. Tampoco le apetecía ir a casa, por lo que pasaba mucho tiempo sola en un bar.

Sophie pensaba que, si conseguía dormir bien, tendría más energía para enfrentarse a su fracaso sentimental —así que desplazó sus preocupaciones: de Richard al hecho de no poder dormir—. Empezó a beber por las noches y, cuando llegaba a casa, se quedaba hasta muy tarde viendo películas. Los trastornos del sueño se agravaron hasta que tuvo que pedir la baja laboral por agotamiento.

Un par de semanas más tarde, era evidente tanto para Sophie como para Richard que tenían que tomar una decisión. La ruptura fue tan dolorosa como ya habían supuesto, pero los dos sabían que era lo más conveniente. Sin embargo, Sophie seguía sin poder dormir. Su reloj interno se había desajustado por completo. El hecho de que los problemas para dormir siguieran sin resolverse después de haber adoptado medidas en su vida personal, exacerbó su fragilidad emocional. Por las noches se planteaba si algún día volvería a dormir bien, y esa preocupación activaba pensamientos acerca de Richard y de si había tomado la decisión correcta.

Si no duermes bien o sufres insomnio, la perspectiva respecto a la vida es muy diferente en comparación con la de aquellos que no tienen problemas para dormir. No solo estarás preocupado por dormir, sino que intentarás anticiparte y controlar el sueño, hacer planes al respecto y convertir el trastorno en el centro de tu vida diurna y también de tu vida nocturna. Tus pensamientos negativos inundarán todas las esferas con un pesimismo agobiante —tu cuarto, tu cama, las noches, las mañanas, el trabajo, la confianza en ti mismo, etcétera—. Además, achacarás cualquier fracaso o fallo en tu vida al hecho de no poder dormir; por ejemplo: «Esto no habría sucedido si no hubiera estado cansado» o «Seguro que lo habría hecho bien si hubiera dormido las horas que necesito».

Obsesionarte con la falta de sueño solo empeorará la situación. Le darás vueltas a unas cuestiones a las que no deberías prestar la más mínima atención: evaluarás si has dormido bastante o no, si serás capaz de aguantar el ritmo durante el día, e intentarás averiguar si conseguirás dormir en el futuro. También te centrarás en los síntomas asociados a la privación del sueño, tales como fatiga, irascibilidad y decaimiento. El cuerpo responderá de acuerdo a tu estado anímico: con nerviosismo, por lo que no podrás dormir, que es precisamente lo que temías. Con todo, en lugar de echarle la

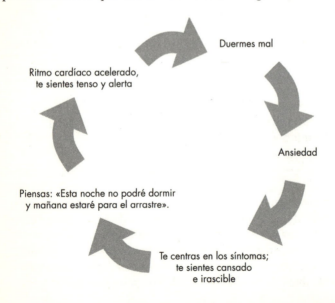

Duermes mal

Ritmo cardíaco acelerado, te sientes tenso y alerta

Ansiedad

Piensas: «Esta noche no podré dormir y mañana estaré para el arrastre».

Te centras en los síntomas; te sientes cansado e irascible

culpa a tus pensamientos, se la echarás a los trastornos del sueño, y el círculo vicioso empezará de nuevo (ver página anterior).

Recuerda: No piensas en la respiración, simplemente respiras; no piensas en los latidos del corazón, el corazón simplemente late; no piensas en tragar saliva, simplemente tragas saliva. Deberías interpretar el acto de dormir del mismo modo, sin lugar a dudas, porque es algo que nosotros, los seres humanos, hacemos. Preocuparte por si duermes o no solo empeorará la situación, provocará unos estímulos emocionales y físicos negativos, así como unos comportamientos desfavorables.

Tu misión es redescubrir tus ritmos de sueño naturales —para que el acto de dormir se vuelva automático— y eso sucederá cuando pongas nuestras cuatro estrategias en marcha. Cuando aprendas a dejar de pensar negativamente en el sueño y de echarle la culpa de tus problemas a la imposibilidad de dormir, te sentirás más capacitado para enfrentarte a otras circunstancias de tu vida.

Preocupaciones y pensamientos automáticos negativos (en inglés: NAT)

El negativismo respecto al acto de dormir se puede dividir en dos categorías:

1. **Preocupaciones:** Obsesión consciente en pensamientos molestos. Las preocupaciones son pensamientos negativos deliberados que te hacen cavilar y te roban mucho tiempo. Cuando las preocupaciones adoptan la forma «¿Y si...?» («¿Y si no duermo tampoco mañana por la noche?») estás malgastando energías, pensando en algo que quizá no suceda.

Preocuparte por la posibilidad de que algo suceda desencadena exactamente la misma respuesta en el cuerpo que si realmente hubiera pasado: la respuesta ancestral de luchar o huir, lo que provocará que te cueste más conciliar el sueño. ¡Estás haciendo que suceda aquello que tanto temes! Las preocupaciones

acaparan tiempo y muestran una tendencia a multiplicarse sin
control, por lo que la pregunta: «¿Y si no duermo esta noche?»
puede rápidamente convertirse en: «¿Y si suspendo el examen
porque estoy exhausto?».

2. **Pensamientos automáticos negativos (NAT):** Pensamientos
   que te pasan por la cabeza sin que te des cuenta, o sin que seas
   consciente de que los has tenido.

A diferencia de las preocupaciones, los NAT no son deliberados.
Son una serie de valoraciones e interpretaciones que te pasan por
la cabeza, por ejemplo: «Nunca más conseguiré dormir como es
debido». Pueden ser conscientes y deliberados, pero a menudo son
automáticos, por lo que ni tan solo eres consciente de ellos: los
aceptas y los archivas como verdades innegables. Son fáciles de
aceptar, ya que a menudo pueden ser plausibles (quizá no seas
capaz de recordar la última vez que dormiste «como es debido»),
pero siempre son irreales e irracionales (en algún momento,
durante las últimas semanas, habrás dormido algunas horas; si no,
no podrías moverte ni hablar). Son unas preocupaciones que pasan
por la mente de una forma tan fugaz que es probable que ni te des
cuenta. Pero aunque no los identifiques, eso no significa que no
provoquen cierto daño. Pueden activar preocupaciones
(pensamientos incómodos que no eres capaz de apartar de la
cabeza), pueden hacer que te sientas deprimido y físicamente tenso,
y también pueden provocar un comportamiento desfavorable.

Si detectas un NAT referente a la privación del sueño y le
plantas cara, nos apostamos que un 99,9 por ciento de las veces se
tratará de una tontería y no encontrarás ninguna prueba para
respaldarlo. Con todo, tus actitudes negativas se nutren de esta
clase de pensamientos.

Cuando te sientes deprimido y abatido, necesitas encontrar un
culpable —la falta de sueño—, así que empiezas a buscar pruebas
para defender tus pensamientos pesimistas: «He interpretado mal

ese mensaje de correo electrónico porque estoy cansado». No deberías asociar el hecho de cometer un fallo con sentirte cansado pero, sin embargo, lo haces. Necesitas cambiar las ideas y actitudes desfavorables respecto al sueño para reducir el malestar emocional asociado con irte a la cama. Es la única forma de recuperar la normalidad a la hora de dormir.

Cuanto más creas y aceptes las preocupaciones y los NAT, peor te sentirás y menos probabilidades tendrás de conciliar el sueño. Por desgracia, cuanto más angustiado estés, más te costará descartar tales pensamientos, y más prejuicios entrarán en juego. Has de retar esos pensamientos —aceptar que no son hechos, solo hipótesis— y luego buscar pruebas para refutarlos. Por ejemplo: tomemos el caso del fallo en el mensaje de correo electrónico mencionado previamente. En lugar de achacarlo al hecho de estar cansado, deberías preguntarte a ti mismo: «¿He cometido un error similar con anterioridad, cuando no estaba cansado?». Probablemente la respuesta sea que sí, lo que significa que no puedes alegar que la falta de sueño esté influyendo de una forma inusual en tu día a día. De acuerdo, la mala noticia es que has cometido un fallo, pero la buena es que el hecho de estar cansado no es el motivo de que todo te salga mal.

Dado que las preocupaciones y los NAT juegan el mismo papel respecto al efecto de tus sentimientos en relación al sueño, los hemos agrupado bajo el mismo paraguas de «pensamientos negativos», para que podamos lanzar una doble ofensiva de forma simultánea.

Tu mapa mental de pensamientos negativos

Completa un mapa mental centrándote en un pensamiento negativo (ya sea una preocupación o un NAT) que hayas tenido recientemente respecto a la privación del sueño —cualquier cosa que te preocupe sobre la imposibilidad de dormir, o de no dormir lo suficiente, o de despertarte durante la noche, o de no rendir como esperas durante el día—. A continuación, describe los sentimientos y sensaciones físicas que te suscita tal pensamiento, así como tus reacciones (tanto si las has llevado a cabo como si solo has pensado en actuar de algún modo determinado).

Hemos usado el caso del fallo en el correo electrónico a modo de ejemplo:

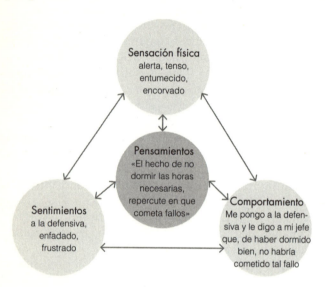

Analizar los pensamientos negativos con un microscopio te demostrará lo nocivos que son y el efecto que tienen sobre cualquier aspecto de tu vida. Sí, es cierto que la privación del sueño es algo horrible, pero preocuparte por ello es una pérdida de tiempo monumental. Si no haces algo proactivo para mejorar la situación, lo único que conseguirás será agravar el problema.

Proponer alternativas a los pensamientos negativos te permitirá hallar respuesta a otros pensamientos, emociones y sensaciones físicas de una forma más favorable, más positiva, y aliviar la presión respecto a los trastornos del sueño que sufres.

✪ Conviértete en un detective de pensamientos negativos

Necesitas enfrentarte a esos dichosos pensamientos negativos, cuestionarlos e identificar las actitudes, los prejuicios y las creencias negativas que tienes respecto al sueño. Ello te dará la oportunidad de valorar si son racionales y si existe alguna evidencia que los respalde. Reconocer los pensamientos negativos te hará más objetivo, algo esencial cuando decides retarlos para frenarlos, que es lo que haremos en el siguiente capítulo.

A continuación, describimos los principales prejuicios que contribuyen tanto a generar el insomnio como a mantenerlo.

El error del adivino

Anticipas que las cosas saldrán mal y actúas como si fuera una verdad irrefutable («Esta noche no podré dormir»).

✪ **La verdad:** No puedes y no necesitas controlar el sueño. Puedes suavizar el problema, pero el sueño lo controlan el homeostato del sueño y el ritmo circadiano. Deja de presionarte y permite que el sueño haga su curso.

El juego de echar las culpas

Echas la culpa de cualquier problema o fallo a no dormir bien («He tropezado porque estoy cansado» o «Me he peleado con mi amigo porque estoy exhausto»).

✪ **La verdad:** La falta de sueño puede tener un efecto en tu estado anímico, concentración, memoria y rendimiento en el trabajo, pero no es la única causa de los citados síntomas. Estos se pueden deber a una amplia variedad de motivos, y también afectan a la gente que acostumbra a dormir bien. No uses la privación del sueño como excusa de tu comportamiento injustificado, de una falta de esfuerzo o de considerarte simplemente desafortunado.

Augurar catástrofes

Atribuyes consecuencias extremas al hecho de no poder dormir, sobreestimas la probabilidad de desastre y subestimas tu habilidad para ser capaz de manejar la situación; por ejemplo: «Todos creen que soy un desastre en el trabajo porque siempre estoy cansado».

✪ **La verdad:** La deuda de sueño puede recuperarse a lo largo de un período de semanas y meses; además, solo necesitas recuperar aproximadamente un tercio de las horas perdidas. Si pasas varias noches malas seguidas, no temas, podrás recuperar la deuda. No pienses en ello. Esa certeza debería frenar tus temores acerca de las repercusiones en tu vida diaria y evitar que interfieras en el sueño con tan solo un pequeño cambio de actitud.

Pensamiento monocromo

Recurres a la visceralidad: o todo blanco o todo negro. «¡Anoche dormí estupendamente!» contra «He pasado una noche terrible» y «Me siento en plena forma porque he dormido bien» contra «Me siento fatal porque he dormido fatal».

✪ **La verdad:** No existe un número mágico de horas de sueño. Dormir bien o mal no tiene una correlación directa con tener un buen o un mal día —tendrás días buenos cuando estés cansado y días malos cuando no lo estés—. Así es la vida. Reconoce que existe una amplia gama de grises en lo que concierne al sueño.

Tendencia a la generalización

Te fijas en un único aspecto negativo y lo clasificas como una pauta que se repetirá sin remedio. «No volveré a dormir bien nunca más» o «La próxima vez que me sienta estresado, no seré capaz de dormir».

✪ **La verdad:** Una mala noche no significa una mala semana entera, sin pegar ojo ni una sola noche. Usa tu diario del sueño para comparar cómo has rendido durante el día después de una mala noche en particular. Lo más probable es que te hayas desenvuelto bien. Además, si incorporas todas las estrategias en tu vida, verás que algunos cambios positivos refutan la teoría de que una mala noche es una pauta que se repetirá sin remedio.

Visión de túnel

Cuando estás angustiado porque no puedes dormir, pierdes la objetividad. Te centras en un aspecto de la mala noche que has pasado, y no prestas atención a información más relevante. Por ejemplo: estás convencido de que el dolor en el hombro se debe a que no has dormido bien, en lugar de al partido de golf que jugaste el día anterior.

✪ **La verdad:** No te obsesiones con dormir. Si te centras en los síntomas físicos, solo conseguirás agravarlos, y estar constantemente buscando pruebas de que la falta de sueño te está arruinando la vida no te ayudará en absoluto. Procura mantenerte distraído y céntrate en cosas y en actividades en las que puedas ejercer una influencia real.

Los «imperdibles» del capítulo

✓ Los pensamientos negativos acerca del sueño jugarán un papel activo en tu incapacidad para dormir. Si aquietas la mente, también apaciguarás el cuerpo, con lo que le darás la opción de descansar.

✓ Aplica un enfoque más realista al acto de dormir; te aportará una perspectiva más positiva respecto a otras cuestiones en tu vida.

✓ Planta cara a los pensamientos negativos y verás que la situación no es tan mala como parece.

Capítulo **8**

Cambio de enfoque

Ahora que has identificado tus preocupaciones y NAT vinculados al sueño, puedes enfrentarte a ellos y ponerlos a prueba. Este capítulo te mostrará que son simples ideas injustificadas en las que no vale la pena perder el tiempo ni que les dediques tanta atención, y te enseñará a librarte de ellos para siempre.

Cómo desafiar los pensamientos negativos

*R*econocer los NAT y las preocupaciones vinculadas al sueño te habrá proporcionado la distancia que tanto necesitabas respecto a ellos. Reconocer su indiscutible influencia en tu vida es un gran paso para limitar el poder que ejercen sobre ti. Tus pensamientos negativos respecto al sueño no harán más que perpetuar el problema. Ahora estás en una posición en la que puedes decidir si quieres que esos pensamientos sigan ocupando tiempo y espacio en tu cabeza. La buena noticia es que los dos están conectados, por lo que si desafías tus NAT, disminuirá tu grado de preocupación respecto al sueño y viceversa. La TCC cambiará cualquier creencia irracional que tengas respecto al sueño, así que, si tus pensamientos no están provocando que te sientas deprimido y angustiado, no sentirás la necesidad de buscar la parte negativa en las situaciones.

La larga noche de Lizzie

Pensamientos negativos

Lizzie llevaba cuatro días sin dormir porque atravesaba unos días estresantes en el trabajo, y estaba segura de que, a la mañana siguiente, el panorama en la oficina seguiría igual. Era la una de la madrugada, y tenía que levantarse a las seis. Pensó: «Ni siquiera tengo sueño, así que es obvio que no conseguiré dormir. Mañana estaré para el arrastre y no rendiré en el trabajo». Se sentía angustiada y frustrada, se le aceleró el corazón al tiempo que notaba una asfixiante sensación de calor y un incontrolable nerviosismo que imposibilitaba más que se quedara dormida.

Desafiar los pensamientos negativos

Incluso las personas con insomnio logran dormir unas ⋯⋯▷

····∴· horas la mayoría de las noches, pero al día siguiente suelen subestimar la cantidad de horas que han dormido. Esperan sentirse cansados, así que se centran en la sensación de agotamiento para secundar su punto de vista. Con ello, arrojan el cuerpo y la mente a una mayor tensión, lo que, de forma activa, les impide dormir. Lizzie conseguirá dormir unas horas; quizá no sean tantas como necesita o quiere, pero más adelante tendrá la posibilidad de recuperar las horas perdidas. Además, es posible que Lizzie no rinda al cien por cien a la mañana siguiente, pero su cuerpo resistirá para que supere el bache.

Pensar de forma positiva

Si Lizzie cambiara de actitud y se dijera a sí misma: «Todavía no estoy cansada; normalmente consigo dormir un poco. Es probable que me duerma pronto y deje de pensar en eso», se sentiría más calmada tanto física como emocionalmente, y le costaría menos quedarse dormida.

Si interpretas tu situación de forma más realista, dejarás de aplicar tanta presión en ti y empezarás a dar pasos prácticos para sucumbir al sueño.

La mayor parte de tus pensamientos negativos respecto al acto de dormir están basados en información falsa. Quizá creas que unas pocas malas noches conllevarán unas semanas en el mismo estado, o que si te despiertas por la noche pasarás un día horroroso. Estas nociones no son ciertas, pero si las crees a pies juntillas, contribuirás a que se conviertan en una realidad. Necesitas empezar a ser más realista, de manera que los pensamientos negativos no ganen la partida; de ese modo, no tendrás necesidad de temer las consecuencias de no dormir suficientes horas.

✪ Tu diario de pensamientos negativos

Anota los pensamientos negativos acerca del sueño en el diario. Con ello identificarás qué es lo que realmente te preocupa (quizá creas que estar despierto es tu mayor preocupación, cuando la verdad es que te angustia pensar cómo te sentirás a la mañana siguiente) y lo que suscita tales pensamientos. Si estableces qué clase de pensamiento es (por ejemplo: el error del adivino de augurar catástrofes), podrás hallar formas simples para desafiar tal pensamiento. Recurre a todo lo que has aprendido en este libro hasta el momento, así como a la información de tu diario del sueño, y verás cómo puedes cambiar tus reacciones elementales respecto al sueño para adquirir un enfoque más sosegado, neutral y menos nocivo.

Preguntas para desafiar los pensamientos negativos:

- ◆ ¿Qué evidencias tienes a favor?
- ◆ ¿Qué evidencias tienes en contra?
- ◆ ¿Por qué crees que es verdad?
- ◆ ¿Cuáles son las posibilidades de que suceda?
- ◆ ¿Qué es lo peor que podría pasar?
- ◆ ¿Lo superarías?
- ◆ ¿Existe un resultado más realista que el que temes?

Si desafías tus NAT y preocupaciones, estarás considerando las diferentes opciones y siendo proactivo. Anotar posibles pensamientos y respuestas en el diario debería servir para convencerte de que es ridículo que aceptes los pensamientos negativos como si fueran hechos. Eso no te ayuda a dormir, sino que solo frustra cualquier posibilidad de conciliar el sueño.

Detonante	Pensamiento	Tipo de pensamiento sesgado	Desafío a tal pensamiento	Actitud positiva
Despertarme durante la noche	«Mañana seré incapaz de aguantar todo el día»	El error del adivino: anticipar que todo saldrá mal y actuar como si fuera un hecho	Sí, perder horas de sueño puede afectarme mentalmente, pero mi cuerpo hará todo lo necesario para aguantar	No cancelaré ningún plan ni diré a nadie que estoy exhausto. Si priorizo la idea de que no puedo dormir, no prestaré la debida atención a otras tareas
Doy vueltas y más vueltas sin dormir	«La falta de sueño me está matando»	Visión de túnel: me centro en uno de los aspectos negativos y no presto atención a información más relevante	El insomnio puede ser un síntoma de mi dolencia, en lugar de la causa	Intento resolver tanto el problema de salud (voy al médico de cabecera) como el insomnio (aplico las técnicas de este libro)
No puedo quedarme dormido	«He pasado la peor noche de mi vida»	Pensamiento monocromo: visceralidad, o todo blanco o todo negro	¿De verdad ha sido la peor noche de mi vida? Puedo confirmarlo repasando mi diario del sueño	Si de verdad ha sido mi peor noche, puedo analizar qué he hecho diferente, aplicar todas las estrategias y ver si noto mejoría en un mes. De ser así, debería dejar de generalizar sin ninguna base
Me siento irritable y discuto con mi pareja	«Solo me peleo con mi pareja porque no he dormido bien»	El juego de echar las culpas: echo la culpa de mis problemas a la falta de sueño	La irritación es una emoción humana normal que también afecta a la gente que duerme bien. Es verdad que la falta de sueño puede agravarla, pero no es la única causa. Puedo optar por no ser beligerante	Identifico la causa que origina mi irritación e intento hallar el modo de resolverlo. Si de verdad es la falta de sueño, practico una técnica de relajación para calmarme

✪ Verifica la realidad

Tus sentimientos o pensamientos acerca de una situación no son siempre un buen indicador de la realidad. Por ejemplo, puedes estar preocupado porque no rindes en la oficina a causa de tu gran cansancio, sin embargo, el resto de tus compañeros opina que estás trabajando la mar de bien. Cuando te sientes negativo, preocupado y sin fuerzas, estás programado para esperar y suponer lo peor; históricamente, esta respuesta tiene por objeto ayudarte a oler el peligro, pero la verdad es que lo único que consigue es hacer que te sientas fatal.

Los pensamientos negativos suelen ser convincentes de cabo a rabo, así que necesitas decirte a ti mismo (sin vacilar) que lo correcto es enfocar las situaciones de un modo más realista. El único modo de hacerlo es hallar pruebas que sustenten tus nuevos pensamientos más positivos y debiliten los negativos.

Completa una tabla de verificación (ver el siguiente ejemplo) para evaluar la validez de tus suposiciones y predicciones.

Formúlate a ti mismo estas cinco preguntas:

1. **Situación:** Escribe un pensamiento negativo específico en la casilla «Situación». Por ejemplo:
    No estoy durmiendo las ocho horas por noche que necesito dormir.
    Mi estado anímico cuando me despierto por la mañana determina cómo me sentiré el resto del día.
    Todo el mundo puede ver que he dormido fatal.
2. **Predicción:** A continuación, anota tu predicción acerca de lo que pasará y qué probabilidades crees que hay de que suceda en una escala del 0 al 100 (0 = ninguna probabilidad, 100 = del todo convencido). También necesitas plantearte cómo juzgarás si tu predicción era correcta o no.
3. **Experimento:** Diseña y lleva a cabo un experimento para probar la predicción.
4. **Resultado:** Revisa y anota el resultado final.

Situación	Si voy cansado, no tendré energía para salir con mis amigos	No estoy durmiendo las ocho horas por noche que necesito
Predicción ♦ ¿Qué crees que pasará? ♦ ¿Existen probabilidades? (de 0 a 100) ♦ ¿Cómo sabrás si hay posibilidades?	♦ No me lo pasaré bien ♦ Probabilidades: (100) ♦ No estaré receptivo con mis amigos. Me mostraré irascible	♦ Al día siguiente estaré para el arrastre ♦ Probabilidades: (100) ♦ No seré capaz de concentrarme, así que cometeré fallos
Experimento ♦ ¿Cómo puedes probar la predicción?	Me ciño a los planes que tengo en el diario durante la siguiente semana, sin importar lo poco que duerma, para ver si me lo paso bien	Monitorizo cómo me siento la próxima vez que duerma menos de ocho horas. Además, seré realista acerca de si los posibles errores que cometa son el resultado de estar cansado
Resultado ♦ ¿Qué es lo que ha sucedido en realidad?	Salí en tres ocasiones, y la verdad es que me lo pasé bien. Mis amigos decían que se alegraban de verme, y yo estaba menos irascible que cuando me quedaba encerrado en casa, preocupado por no poder dormir	Me sentía cansado, pero aguanté y no cometí ningún fallo como consecuencia de dormir poco. Me concentré en las tareas, aunque algunas me llevaron más tiempo; pero esto me pasa en el trabajo incluso cuando no estoy cansado
Conclusión ♦ ¿Cómo te sientes respecto a la situación y a tu predicción, después de la prueba? ♦ ¿Qué probabilidades ves ahora en tu predicción original (0-100)?	El cuerpo está preparado para soportar unas horas menos de sueño, así que es importante que mantenga mis preocupaciones por no dormir en la debida proporción, y ceñirme a mis planes, ya que normalmente me siento mejor después de salir con los amigos ♦ ¿Probabilidades? (50)	En general, ahora llevo mejor el hecho de haber pasado una mala noche. Antes, cuando me sentía mal durante la noche y a primera hora de la mañana, suponía equivocadamente que no iba a aguantar, pero existe una diferencia entre cómo me siento y lo que realmente sucede ♦ ¿Probabilidades? (60)

5. **Conclusión:** Escribe qué sentimientos te ha suscitado esta prueba acerca del pensamiento inicial. Después, desde tu nueva perspectiva, valora de nuevo las probabilidades de la predicción original, usando la misma escala (0-100). Esperamos que la discrepancia entre los dos números te convenza de que no puedes predecir el futuro, y que, si lo intentas, te estresarás sin motivos.

Examinar tus pensamientos resaltará la enorme pérdida de tiempo que supone anclarte en pensamientos negativos; un tiempo muy valioso que podrías invertir haciendo... bueno, cualquier otra cosa.

No hay un límite de tiempo para este ejercicio. Cuando te sientas nervioso por las repercusiones de no poder dormir, deberías examinar tus temores usando esta lista de preguntas. Te servirá para reafirmar que, solo porque tengas miedo de que algo pueda pasar, no significa que vaya a pasar. A menudo, cuando nos sentimos deprimidos, provocamos sin darnos cuenta efectos perjudiciales por el simple hecho de actuar de forma negativa. Subestimamos nuestras habilidades, y a veces simplemente resulta más sencillo echar la culpa de todo a que estamos cansados, ya que de ese modo no tenemos que asumir responsabilidades respecto a nuestras acciones.

Con pasos proactivos para demostrar que los pensamientos amenazadores no son correctos, te sentirás mejor tanto desde un punto de vista físico como mental. La conducta en el pasado es un excelente vaticinio para la conducta en el futuro, así que si has soportado una mala noche antes, puedes tener la certeza de que podrás sobrevivir de nuevo. Preocuparte solo servirá para alimentar tus problemas, no los resolverá.

✪ Desiste de tu afán de dormir

No sabemos si tienes uno de esos pijamas con el logo: *Don't give up* («No te des por vencido») estampado en la camiseta. Pues bien, si lo tienes, ya puedes tirarlo a la basura. A estas alturas, probablemente estarás cansado de nuestra insistencia en que no puedes imponerte el sueño, pero es la base de todos los problemas para dormir. La única forma de ganar la batalla es dejar de esforzarte por dormir, con lo que evitarás que tu cuerpo experimente ese alto grado de ansiedad.

Para lograrlo, necesitas engañarte a ti mismo, hacerte creer que no te importa si duermes o no. Sí, es una paradoja, por eso precisamente el título oficial —y curioso— de esta estrategia es: Terapia de Intención Paradójica. La Academia Estadounidense de Medicina del Sueño la recomienda, y los estudios demuestran que para que sea efectiva, has de zafarte de tu preocupación por el sueño. Necesitas empezar a pensar que esas horas de más que pasas tumbado, despierto, son un rato positivo, para relajarte y sosegarte. Tienes que decirte a ti mismo que ya te quedarás dormido cuando te entre el sueño, así que no es necesario que intentes que tu cuerpo y mente estén más susceptibles para dormir. Deja de preocuparte tanto por la cuestión.

Sí, se trata de la antítesis de todo aquello que has asumido o creído que es la forma correcta de lidiar contra los problemas, pero en lo que concierne a dormir, no preocuparte es lo mejor que puedes hacer. Deja de presionarte a ti mismo y verás cómo consigues conciliar el sueño.

✪ Tus mantras «Qué más da, si duermo o no»

Redacta una lista de frases afirmativas para reafirmarte que el hecho de no dormir no supone el fin del mundo (porque no lo es, por más que tus NAT y preocupaciones te digan lo contrario). Anótalas en la libreta para que puedas echarles un vistazo cada vez que te sientas angustiado por la idea de la privación del sueño. A continuación, te mostramos algunas ideas a fin de que te ayuden a empezar a escribir tu propia lista:

◆ Aunque duerma poco, puedo rendir sin problemas.

- Tarde o temprano, siempre me quedo dormido.
- Mi estado anímico por la mañana no dictará cómo paso el día.
- Los ratitos de sueño consolidado pueden ser más positivos que largos períodos de sueño interrumpido.
- Solo necesito devolver un tercio de las horas que no duerma, y puedo hacerlo durante un período de varios meses.
- El cuerpo está preparado para soportar unas horas menos de sueño.
- Necesito ser realista acerca del descanso, y no dejarme llevar por pensamientos angustiantes.

✪ Bloquea pensamientos

Pensar en dos cosas a la vez resulta complicado (contrariamente a lo que a algunos empleados que se rigen rigurosamente por las leyes del trabajo les gusta predicar), y ahí es donde interviene la noción de bloquear pensamientos. Si las preocupaciones no te llevan a ningún lado y te aíslan, entonces repite una palabra que no tenga ninguna connotación emocional (por ejemplo: «el» o «la») una y otra vez cada dos segundos con los ojos cerrados, mentalmente y despacio. Sigue haciéndolo durante cinco minutos, hasta que tus preocupaciones hayan desaparecido del plano central de tu mente, relegadas a un recodo de tu cerebro. Es como cuando intentas concentrarte en algo mientras un amigo te está susurrando una frase al oído: tan pronto como vuelves a unirte a la conversación, te olvidas de lo que estabas pensando. Si te concentras en la palabra que has elegido, te sentirás más calmado y como si estuvieras luchando por recuperar el control de la mente.

Este ejercicio es muy similar al de contar ovejas. La filosofía que yace detrás de la idea de contar ovejas cuando estás intentando dormir es la de bloquear cualquier otro pensamiento que pueda provocarte agitación mental. Si las ovejitas funcionan, ¡adelante!

Los «imperdibles» del capítulo

✓ Preocuparte por no dormir provocará que no puedas dormir.

✓ Si desafías tus NAT, comprobarás que el sueño no es lo más importante ni el fin de tu vida.

✓ Deja de intentar quedarte dormido y te quedarás dormido.

Capítulo 9

Pon a dormir el estrés

Hemos analizado cómo gestionar las preocupaciones y los pensamientos negativos relacionados con el sueño, pero abordar el estrés respecto a otras cuestiones reviste la misma importancia. A continuación, aprenderás a afrontar angustias de tu día a día, lo que te permitirá que dejen de afectarte a la hora de dormir.

Gestión del estrés

*C*ombatir el estrés forma parte de la vida cotidiana. Estamos constantemente sometidos a presión en nuestro papel de amigos, parientes, pareja, padres, colegas, vecinos, estudiantes, etcétera. No solo tenemos que vivir según nuestras propias expectativas de éxito, sino con las que la sociedad nos impone. A menudo, el nivel que se espera que alcancemos y cómo se espera que actuemos puede provocarnos cierto temor, que nos lleve a cuestionarnos nuestra habilidad para alcanzar tales cotas.

Vivimos en una sociedad sin descanso, en la que, en teoría, tenemos que estar disponibles las veinticuatro horas del día. Nunca hemos sido tan accesibles —si no estamos enviando mensajes por correo electrónico enviamos tuits, actualizamos nuestro perfil de Facebook o subimos una foto a Instagram—. A veces puede resultar abrumador: podemos estar intentando enviar un mensaje de correo electrónico a través del iPad a la vez que hablamos con alguien por teléfono y escuchamos las noticias, todo ello mientras corremos calle abajo porque llegamos tarde a una cita. Estamos conectados al mundo entero desde cualquier sitio; no hay escapatoria. Esa noción ha cambiado nuestra forma de organizarnos la vida. Ya no nos limitamos a ver un programa por la tele, sino que primero leemos un resumen sobre dicho programa en internet, y luego tuiteamos nuestra opinión al respecto mientras lo estamos viendo.

Probablemente, lo último que muchos hacemos antes de acostarnos es echar un vistazo al móvil, y es posible que eso sea lo primero que hagamos cuando nos despertemos por la mañana, con los ojos todavía somnolientos. Además, muchos estamos trabajando más horas y de una forma más intensa que antes, intentando salvaguardar nuestro empleo actual y posibles empleos futuros. Estamos expuestos a mil y un estímulos de forma constante, y desde el momento en que nos despertamos llevamos a cabo varias tareas a la vez, lo que provoca que sea casi imposible hallar un equilibrio en el trabajo y en la vida en general. Para más inri, los que nos rodean han incrementado las expectativas acerca de nuestra accesibilidad: creen que deberíamos estar accesibles todo el tiempo.

Todo ello significa que no hay ni tan solo la necesidad de que nos preocupemos por un tema específico, ya que las preocupaciones y ansiedades generales pueden mantenernos en vela por la noche, del mismo modo que la sobrecarga de información general que hemos de procesar cada día ejercerá la fuerza de un tornado en nuestras mentes. Buscar el apoyo de una rutina de aquietamiento es una idea genial, pero si nos acostamos con sensación de cansancio y, de repente, sin poder evitarlo, nos ponemos a planear todo lo que hemos de hacer a la mañana siguiente, agitaremos la mente y el cuerpo de nuevo, con lo que será imposible conciliar el sueño.

Ejemplo: David, una vida enganchado a la pantalla

David trabajaba de publicista, lo que significaba que tenía que estar siempre conectado a las redes sociales —y le gustaba—. Le parecía muy interesante eso de estar siempre planteando ideas y de recibir respuestas de desconocidos, y a veces también le servía como forma de medir su valía respecto a lo que hacía y a sus ideas.

Se pasaba el día delante del ordenador, y cuando se iba a casa pasaba las horas antes de acostarse atento a la tableta o al teléfono. Si alguien le hubiera dicho que en total estaba más de diez horas al día frente a una pantalla, se habría quedado de piedra, pero era cierto. David era adicto a las pantallas y a la vida virtual; no podía desconectar de internet, ni tan solo durante la noche. Se despertaba preguntándose si alguien habría comentado su última actualización del perfil, y en tal caso, respondía de inmediato. Tenía los patrones del sueño totalmente revueltos, pero la idea de no estar a todas horas conectado y atento a

⋯⋰ esa parte de su vida le provocaba pánico. Conectarse le servía para no pensar en sus problemas y, tal y como se decía constantemente a sí mismo, tenía que mantener la reputación de buen profesional, incluso cuando su vida social era prácticamente inexistente.

Un día, le robaron la bolsa de mano donde llevaba la tableta y el móvil. David no solo se puso furioso por el robo sino que se sintió perdido por completo. ¿Y si alguien intentaba llamarlo por algún motivo urgente? ¿Y si un cliente le escribía un mensaje de correo electrónico y él no podía contestar? ¿Y si alguien retuiteaba uno de sus últimos chistes o le hacía una pregunta?

El mapa mental de David era más o menos tal como te mostramos a continuación.

Quizá te parezca imposible desconectar si abarcas muchas responsabilidades, pero a menudo vivimos bajo un espejismo de fabricación propia. Tomemos la situación de David como ejemplo: después de que le robaran la bolsa de mano, pasó la noche con una sensación de aislamiento total del mundo, angustiado e incluso asustado por las consecuencias —tanto profesionales como sociales— de no tener acceso a internet. A la mañana siguiente, se levantó temprano, desayunó y fue corriendo a la oficina. Conectó el ordenador y... nada, no había pasado nada. El mensaje de correo electrónico del cliente que tanto había temido no había llegado, los comentarios en Twitter que se había perdido eran totalmente triviales, y nadie le había pedido nada. Su propia norma interna le dictaba que debería estar accesible las 24 horas del día durante los siete días de la semana, pero, en realidad, no existía tal necesidad. Al darse cuenta de ello, se quitó un enorme peso de encima. David no tenía que hacer mil tareas a la vez y corretear por ahí como una gallina sin cabeza. A partir de ese momento, cambió el ritmo frenético que él mismo se había marcado y aminoró la marcha. Ese cambio favoreció su sueño, ya que tanto la cabeza como el cuerpo estaban más dispuestos a descansar.

En las siguientes páginas, te ofrecemos diversos métodos probados y comprobados para limitar el efecto que el estrés provoca en el sueño.

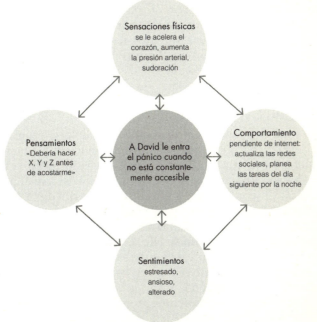

Sensaciones físicas
se le acelera el corazón, aumenta la presión arterial, sudoración

Pensamientos
«Debería hacer X, Y y Z antes de acostarme»

A David le entra el pánico cuando no está constantemente accesible

Comportamiento
pendiente de internet: actualiza las redes sociales, planea las tareas del día siguiente por la noche

Sentimientos
estresado, ansioso, alterado

Tu lista de verificación de «desconexión»

Uno de los síntomas más comunes del trastorno del sueño es la incapacidad de «desconectar». A menudo, cuando estás ocupado durante el día en el trabajo, no tienes tiempo para pensar en la organización familiar, como por ejemplo pagar facturas, llenar la despensa, cosas pendientes de reparar en casa, vacaciones, visitas al médico o al dentista. Todas estas tareas adoptan una posición secundaria en tu mente, pero aparecen de repente en tu cabeza tan pronto como te metes en la cama. También sentirás la necesidad de analizar cómo te ha ido el día, y repasar lo que has de hacer a la mañana siguiente. Tales pensamientos pueden contribuir a que te sientas físicamente agitado y emocionalmente decaído, frustrado o angustiado. Repasarás todos los problemas e intentarás resolverlos mientras la somnolencia se aleja de ti sin remedio.

Para frenar tales pensamientos, necesitas acotarlos con barreras. Aprender unas simples estrategias de gestión del estrés es una forma fácil de desconectar, de modo que tu rutina de aquietamiento valga la pena.

✪ Bloquea las redes sociales

Toma nota de cuánto tiempo pasas conectado a internet. Es muy fácil pasarte todo el rato pendiente del móvil, simplemente porque estás aburrido. Organiza unas pausas de desconexión de las redes sociales cuando no tengas que mirar si hay alguna actualización esencial (y no, los chistes de turno de tu programa de televisión favorito no son esenciales). Probablemente te sorprenderás cuando veas cuántas veces echas un vistazo al teléfono sin siquiera ser consciente de ello. Cuando estás pensando qué quieres decir y qué impresión quieres transmitir a la gente, tanto el cuerpo como la mente se sienten bajo presión. Una hora de desconexión por la mañana y varias horas por la noche (junto con la rutina de aquietamiento) proporcionarán a tu mente la desconexión tan necesaria. Aleja el móvil, que no esté al alcance de tu mano; intenta dejarlo en una estancia diferente, para que eso te ayude a olvidarte de él durante un rato.

✪ Tiempo para reflexionar

Del mismo modo que el cuerpo se acostumbra a ciertas rutinas, la mente también puede hacerlo. Si siempre piensas y repasas lo que has hecho durante el día al acostarte, empezarás a hacerlo de forma automática tan pronto como te tumbes. Para abandonar este hábito, necesitas concederte un tiempo de reflexión antes de acostarte. Es muy importante que proceses lo que ha sucedido durante el día, cómo te sientes y cuáles son tus pensamientos al respecto. Ello te ofrece una perspectiva de la situación, un punto de vista más amplio y más claridad. Básicamente, estás organizando los pensamientos y dándote la oportunidad de resolver problemas y seguir avanzando. Si dedicas un espacio para llevar a cabo esta actividad durante el día, en vez de durante el tiempo que has de dedicar a dormir por la noche, estarás más centrado, menos cansado, y no permitirás que esa actividad interrumpa tus patrones del sueño.

Dedica quince minutos al día (hacia el atardecer o al principio de tu nueva rutina antes de acostarte, antes de que empieces a aquietarte) para que puedas concentrarte y pensar en todo aquello que repasas mentalmente por la noche. Redacta una lista con lo que hay que hacer y aplica prioridades a las tareas por orden de relevancia. Asegúrate de que marcas o tachas las ya cumplidas cuando las termines, de esta forma te sentirás motivado. Asimismo, anota tres acciones que ya hayas completado o que hayan sucedido, y los sentimientos que te han suscitado. Planifica los quince minutos en tu diario o en tu teléfono de modo que sean «oficiales» y tú estés más receptivo a asumir la tarea.

La información escrita nos aporta una distancia de los hechos y nos permite ordenarlos analíticamente en lugar de emocionalmente. En vez de evitar pensar en las dificultades, estás siendo constructivo, y ello hará que te sientas más calmado y menos estresado.

Minimiza el estrés

Al estrés, a la ansiedad y a las preocupaciones les encanta saltar alegremente por tu mente, dejando una estela de caos a su paso. Si te sientes bajo presión, el miedo a lo que pueda suceder y las preocupaciones por cómo saldrás del atolladero pueden mantenerte despierto durante largas horas.

Espacio para pensar: Ahorra tiempo a largo plazo

Quizá te parezca que estás demasiado ocupado para reservar quince minutos todos los días a este ejercicio, pero sin lugar a dudas estás desperdiciando mucho más tiempo con tu afán de preocuparte y acongojarte. Si dedicas esos quince minutos al día (siempre a una determinada hora) para pensar y repasar el día, no solo ahorrarás tiempo a largo plazo sino que te ahorrarás un montón de estrés innecesario. Además, es importante que te des cuenta de que el mundo no se acabará si te tomas unos minutos libres para ti —y reconocer esa realidad te quitará cierta presión de encima.

A continuación, te ofrecemos algunas estrategias para abordar diferentes tipos de estrés:

✪ Resolución de problemas y «tiempo para preocupaciones»
Ya hemos tratado los problemas relacionados con el sueño, así que las preocupaciones que nos ocupan a continuación son las relacionadas con la vida —trabajo, dinero, amigos, familia y salud—, que pueden desvelarte por la noche y que normalmente están relacionadas con un problema o con un tema específico. Para tratar tales desvelos, resérvate una sesión de quince minutos a la que denominaremos: «tiempo para preocupaciones» (sí, otro ratito) durante el día, para que puedas analizar todo aquello que consideres necesario, del mismo modo que has hecho con el «tiempo para reflexionar» previamente. En cuanto a la citada estrategia, si oyes una voz escéptica en tu cabeza que te susurra: «Otros quince minutos al día, ¿te has vuelto loco?», no le prestes atención. Distánciate de la situación unos segundos y considera que es una gran estupidez no hacer algo que tendrá

efectos positivos en tu vida, y todo porque no puedes reservarte unos minutos para ti. Cuando te des cuenta de que eso carece de sentido, empieza con la tarea que te hemos preparado:

◆ Busca un lugar tranquilo donde nadie te moleste y escribe una lista con tus preocupaciones más apremiantes, por ejemplo: «¿Y si no puedo pagar las facturas a final de mes?» o «¿Y si me despiden?».

◆ Pregúntate a ti mismo: «¿Es realista esta preocupación?». Si la respuesta es «no», entonces táchala de la lista. ¿Por qué malgastar un valioso tiempo preocupándote por algo que no pasará? Sin embargo, si la respuesta es «sí», entonces avanza hasta el siguiente paso...

◆ ¿Qué puedes hacer para resolver lo que tanto te angustia? Por ejemplo: si estás preocupado porque quizá no puedas pagar las facturas a final de este mes, ¿puedes llamar a la compañía y proponer pagarlas a plazos? ¿Puedes planificar un presupuesto para que sepas exactamente de cuánto dinero dispones y cuánto has de pagar? ¿Puedes llamar al banco y pedirles consejo? ¿Puedes solicitar a algún familiar que te preste lo que necesitas?

◆ Elige la mejor idea o con la que te sientas más a gusto, y a continuación, desglósala en otros pasos más pequeños y más específicos, por ejemplo: «Llamar a la compañía a las 9 de la mañana; preguntar por las opciones de pago; averiguar cuánto tendré en la cuenta a final de mes». Si ves la información por escrito, te ayudará a afrontar la cuestión de una forma menos intimidatoria. Reservar un tiempo específico para cuando vayas a hacerlo te infundirá fuerza para empezar, en lugar de posponerlo para otro día.

◆ Acto seguido, anota cualquier obstáculo que pueda entorpecer la posibilidad de llevar a la práctica dicha idea, por ejemplo: «¿Y si la compañía no acepta que pague a plazos?», después, busca alternativas. ¿Hay algún gasto que puedas saltarte este mes, que te permita pagar la factura? ¿Puedes combinar esta idea con otra, como por ejemplo: pedirle a un miembro de la familia que te deje la mitad de lo que necesitas y que se lo devolverás lo antes posible?

◆ Cuando se acaben los quince minutos, retoma aquello que estabas haciendo y no pienses más en el tema que te desvela. Tienes que ser estricto contigo mismo sobre mantener el esquema y posponer los pensamientos que te preocupen hasta la nueva sesión (los quince minutos al día siguiente). Ahora dispones de un plan, y vas a ponerlo en práctica, así que insistir en las preguntas «¿Y si...?» no te servirá de nada. Si te acuestas y empiezas a darle vueltas, recuérdate a ti mismo que puedes añadir o adaptar tu idea durante tu siguiente sesión de «tiempo para preocupaciones».

◆ Si se te ocurre una idea durante el día que pueda ser útil, no la desestimes. Anótala en la libreta, para que la tengas a mano durante la siguiente sesión de quince minutos. Cuando hayas anotado todas las ideas que se te ocurren, centra la atención de nuevo en lo que estabas haciendo.

Con este simple proceso de anotar las ideas para resolver problemas, reducirás su intensidad, lo que te ayudará a sentir que tienes la situación bajo control. Es probable que también descubras que a menudo ni tan solo es necesaria la sesión de «tiempo para preocupaciones» cuando llegue la hora, dado que el hecho de retrasar el momento en el que prestes atención a esos pequeños desvelos puede hacer que dejes de verlos como preocupaciones, porque aquello que tanto temías puede haberse ya resuelto.

✪ Ahora NO toca

Establece una norma firme contigo mismo de que, la próxima vez que te invadan los pensamientos negativos cuando estés acostado, te dirás a ti mismo «Ahora no toca». La cama es para dormir, no para preocuparte. Del mismo modo que has organizado una sesión de quince minutos para dedicarla a las preocupaciones, el tiempo que estás en la cama ha de ser para dormir, y esas dos acciones no deberían solaparse.

Cuando te des cuenta de que te estás estresando o preocupándote en exceso por cualquier motivo a lo largo del día, intenta decirte a ti mismo que ya dedicarás tiempo a esa preocupación en los quince minutos específicos para ello, y luego, inmediatamente, céntrate en la tarea que estabas haciendo. Sé estricto contigo mismo a la hora de posponer tales pensamientos, no permitas que la mente devanee por senderos inadecuados, ahora que has limitado zonas horarias. Darle vueltas y más vueltas a todo aquello que te estresa se ha convertido en un hábito, así que si pospones ese hábito podrás erigir otro que sea mucho más saludable.

Los «imperdibles» del capítulo

✓ Sé estricto sobre las fronteras entre el día y la noche: acota la posibilidad de abordar las preocupaciones y el estrés a una franja horaria específica durante el día.

✓ Ser proactivo acerca de la gestión del estrés conseguirá que, de forma automática, reduzcas la sensación de estrés.

✓ Si afrontas las preocupaciones y el estrés de tu vida diurna, evitarás que interfieran en tu vida nocturna.

Capítulo **10**

Dormir: la última barrera

Has dado muchos pasos en la dirección correcta, y ha llegado la hora de que establezcas la asociación entre tu cama y el acto concreto de dormir, y que nos lo demuestres con pruebas. Eso significa que habrás de alterar la rutina del sueño (es posible que de forma vigorosa). Para lograrlo, enviaremos tu reloj interno a un campo de entrenamiento militar. Prepárate, porque...

Espacio para maniobrar

*A*hora que eres un experto en tu diario del sueño y que los pensamientos negativos sobre dormir se van desintegrando hasta tornarse insignificantes, estamos seguras de que podrás superar la siguiente parte de este plan magistral. Las actividades en este capítulo servirán para fortalecer el vínculo entre tu habitación, tu cama y el sueño. Se trata de analizar tus pensamientos acerca del entorno donde duermes, así que necesitarás haberte aplicado por completo en los dos capítulos previos antes de intentar esta nueva victoria. Si sufres graves problemas para dormir, este será el capítulo más importante en tu caso. Estas técnicas se han usado durante treinta años, y cuando se trata de combatir el insomnio, estos componentes de la TCC han demostrado ser los más eficaces.

En el capítulo 4, tratamos algunas cuestiones fundamentales que eran perjudiciales en cuanto a cómo experimentabas tu habitación y tu cama desde un punto de vista físico (por ejemplo: el ruido, la luz excesiva, la comodidad, etc.). Las pautas sugeridas deberían haberte vuelto a reconectar con el lugar donde duermes, pero todavía quedan más cosas por hacer. Algunos de los consejos que te recomendaremos a continuación quizá despierten recelos, pero para las personas con insomnio es una fase crucial del proceso. No obstante, si consideras que tu trastorno del sueño no es muy grave, y los ejercicios que ya has puesto en práctica funcionan, sigue con lo que estás haciendo. Solo deberías iniciar la práctica que exponemos a continuación si notas que de verdad la necesitas; se trata de una fase avanzada de la terapia, y solo debería aplicarse en caso necesario.

Tus sensaciones respecto a tu habitación y tu cama vienen determinadas por tus experiencias en torno a ellas. Si duermes a pierna suelta, las asociarás con dormir, así que cuando entres

en tu cuarto, pensarás en dormir e incluso sentirás
somnolencia. Lo mismo sucede con cualquier otra estancia de la
casa: si entras en la cocina, pensarás en comida o bebida, y te
preguntarás si estás hambriento o si te apetece prepararte un
café. Entra en el estudio y pensarás en todo el trabajo que has
de hacer. Paséate por el comedor y te preguntarás si dan algo
interesante en la tele. Cuando duermes mal, asocias la
habitación con cierta negatividad, con estrés y con permanecer
tumbado sin poder dormir. Tu cama te evocará una serie de
connotaciones negativas, por ejemplo: cansancio, frustración,
irritación y soledad.

Para conseguir conciliar el sueño, necesitas cambiar esas
asociaciones negativas. Si has llegado hasta aquí y las
circunstancias no han mejorado lo bastante, ha llegado el
momento de tomar medidas drásticas

La letra no tan pequeña

Ten en cuenta que cuando empieces con esta estrategia,
al principio te sentirás incluso más cansado que antes, así
que ve con cuidado a la hora de conducir o manipular
maquinaria pesada. Asimismo, si realizas un trabajo
peligroso o que implique cuidar de otras personas, será
mejor que evites la práctica de «Restricción del sueño».
Se trata de un proceso difícil, así que, ante cualquier duda,
habla con tu médico de cabecera. Contar con el apoyo
de un especialista puede ser útil.

✪ Restricción del sueño

La explicación previa asusta un poco, ¿no? Y bueno, en cierto
modo, mejor que estés un poco alerta, pero funciona.

La restricción del sueño es un proceso de intervención aplicable cuando los patrones del sueño llevan mucho tiempo descompensados. Está destinado a personas que sufren un insomnio grave, y pese a que es posible que al principio te sientas más cansado, incrementará tu capacidad de dormir y aportará a tu reloj interno el estímulo que necesita para vencer el trastorno. Esta estrategia solo es necesaria si duermes menos del 85 por ciento del tiempo que pasas en la cama.

Empezaremos con un programa de privación moderada del sueño —sí, de verdad—. Solo te acostarás cuando estés adormilado, así que se acabó eso de dar vueltas y más vueltas, o asfixiarte en pensamientos horribles bajo la colcha. El objetivo de este ejercicio es animarte a caer dormido tan pronto como apoyes la cabeza en la almohada. A veces puede parecer una idea imposible de imaginar, a años luz de lo que experimentas ahora. Esta estrategia reajustará tu reloj interno para que consigas quedarte dormido más rápido, despertarte menos veces durante la noche, y gozar de una mayor calidad del sueño.

Al limitar el tiempo que pasas en la cama, tu cuerpo caerá fulminado tan pronto como se lo permitas, y entonces —esperamos— dormirás toda la noche. El proceso frenará cualquier ansiedad anticipatoria acerca de la posibilidad de intentar dormir y de lo que pueda suceder durante la noche; además, te sentirás bien porque por fin estarás haciendo algo definitivo para corregir los problemas de insomnio. Tu cama se convertirá en un lugar maravilloso, en lugar de un mueble que te genere pesadillas. No te preocupes: existe una explicación.

Normas de la restricción del sueño

Estas cinco normas son absolutamente esenciales para el éxito del programa de restricción del sueño. La estrategia no funcionará si omites alguna de ellas.

⋯⋯ **1. La cama es solo para dormir y para el sexo**
No para mirar la tele, usar el ordenador, comer, trabajar,
planificar deudas y el pago de facturas, ni incluso para leer.

2. Establece una rutina
Programa el despertador para que suene a la misma hora
todas las mañanas. Puedes permitirte quedarte acostado
una hora más los fines de semana, pero no más.

3. No duermas la siesta (ni una cabezadita de cinco minutos)
Si echas la siesta durante el día, no solo estás reduciendo el
impulso para dormir y generando confusión en tu cuerpo
acerca de cuándo debería dormir, sino que al depender
de dónde te quedas dormido, también estarás debilitando
la asociación cama/sueño.

4. Acuéstate cuando sientas somnolencia
Si no estás cansado, no te acuestes. Permanecer tumbado
en la cama con un sentimiento de frustración porque no
puedes dormir solo servirá para agravar el problema.
Necesitas ser más consciente de las señales internas que
emite tu cuerpo respecto al acto de dormir. Estate al tanto
de cuándo te sientes cansado.

5. Si no puedes dormir, levántate de la cama
Sabemos que es duro, pero es una parte esencial de la restricción del sueño. Si no puedes dormir cuando te acuestas
o no puedes volverte a dormir después de despertarte,
levántate y haz algo. Si has estado tumbado y despierto
durante unos quince minutos, levántate —aunque te cueste
un gran esfuerzo— y sal de la habitación. (No mires el reloj.
Usa los quince minutos a modo de guía aproximada; ⋯⋯

······⟩ no importa si has estado tumbado un poco más o un poco menos). Quizá te suene raro, pero es una forma extremadamente eficaz de mantener un vínculo entre la cama y el sueño. Planifica lo que vas a hacer cuando te levantes; de ese modo, habrá más probabilidades de que lo lleves a cabo. Por ejemplo: ten un libro preparado para leer en el comedor. No enciendas una luz excesivamente brillante en la estancia que ocupes, ya que con ello frenarás la producción de melatonina. Simplemente, siéntate bajo una luz tenue e intenta relajarte; vuelve a la cama cuando te sientas cansado.

Quizá te parezca ilógico reducir la cantidad de horas que puedes dormir, pero la filosofía es que tu cuerpo estará tan ansioso de descansar tanto como pueda dentro del horario restringido que te quedarás dormido al instante. Estarás aprovechando todo el tiempo y dormirás toda la noche sin interrupciones, en lugar de dormir una hora y luego permanecer despierto un rato antes de volver a conciliar el sueño. Al privar a tu cuerpo del lujo de estar despierto, lo obligarás a aferrarse al sueño que necesita cuando pueda, y a reajustar el reloj interno, para que el sueño se convierta en un acto más automático de nuevo. Cuando por fin amplíes las horas que pasas en la cama, tu cuerpo habrá aprendido a caer dormido de forma inmediata y durante toda la noche. Es un tratamiento de choque pero, con franqueza, tu cuerpo necesita una buena sacudida.

1. Para empezar, necesitas saber cuántas horas duermes. Con la ayuda del diario del sueño, averigua las horas de promedio que duermes por noche, en base a, como mínimo, diez noches (es decir, la cantidad total de horas dividilas entre diez). Averigua también qué porcentaje de la noche has estado

dormido (tiempo total dormido dividido por el tiempo total en la cama multiplicado por 100).

◆ Fíjate que la restricción del sueño es solo para personas que duerman menos del 85 por ciento de la noche, y que la restricción no debería ser menor de cuatro horas y media. Si estás durmiendo menos de ese tiempo por noche, olvida el porcentaje y usa las cuatro horas y media como tu mínimo.

2. A continuación, establece una hora para acostarte y una hora para despertarte en base a la cantidad de horas que duermes de promedio. Por ejemplo: digamos que duermes seis horas de promedio por noche; en tal caso, mantendrás la hora establecida para despertarte y empezarás a contar hacia atrás, o sea, que si el despertador suena normalmente a las 7 de la mañana, deberías acostarte a la 1 de la madrugada todas las noches. Esto te deja un margen de seis horas para dormir. No tienes que acostarte a esta hora si no sientes somnolencia, pero no deberías irte a la cama antes de la 1 de la madrugada, por más cansado que estés. Y recuerda que has de seguir las cinco normas de restricción del sueño: si no sientes somnolencia, no te acuestes, y si te despiertas por la noche y no puedes volver a conciliar el sueño al cabo de quince minutos, levántate y haz algo.

3. Procura extender tu rutina de aquietamiento —si puede ser, preferiblemente, una hora más—, y asegúrate de empezarla con tiempo de sobra antes de tu nuevo horario de acostarte.

4. Sigue anotando información en tu diario del sueño a lo largo del proceso, y al final de cada semana, averigua el porcentaje de tiempo que pasas dormido (es decir: el total del tiempo dormido dividido por el total de tiempo en la cama multiplicado por 100).

5. Cuando el porcentaje alcance el 90 por ciento o más, puedes incrementar la cantidad de tiempo que pasas en la cama en quince minutos por semana. (Así que, para seis horas, necesitarías estar durmiendo, como mínimo, cinco horas y veinticuatro minutos durante una semana entera antes de poder añadir quince minutos.) Después de añadir los minutos correspondientes, si consigues dormir durante un 90 por ciento del tiempo durante las siguientes siete noches, podrás agregar otros quince minutos, y seguir esa pauta semana a semana. (No intentes ajustar el incremento en más de quince minutos, ya que mezclarías la pauta que estás modelando.) Si la mantienes de una forma estable tal como te indicamos, llegará un momento en que alcanzarás el punto ideal: la cantidad de sueño que en realidad necesitas.

Este proceso será duro física y mentalmente, pero alterará tu sueño para siempre. Estarás más cansado, así que te quedarás dormido tan pronto como te acuestes, y dormirás toda la noche sin interrupciones. Además, conseguirás aguantar la rutina durante el día de una forma más que razonable —tu cuerpo se encargará de ello—. Donde antes quizá pasabas nueve horas acostado, pero solo dormías seis (el 67 por ciento de la noche), ahora dormirás la mayor parte del tiempo que estés acostado —aproximadamente 90/100 por ciento—.

Sí, lo sabemos, es un proceso que conlleva mucho sacrificio, pero funciona. El tratamiento te aportará la pauta para averiguar cuántas horas necesitas dormir en realidad, en lugar de cuántas quieres dormir, y tu mente establecerá la conexión cama/sueño, en lugar de cama/angustia y preocupación. Asimismo, recuerda que, cuando empieces, le estarás dando a tu cuerpo lo que ya tiene de todos modos. Cuando consigas dormir sin interrupciones, obtendrás las mismas horas que sueles dormir, pero te estarás dando la oportunidad de extenderlas a largo plazo.

Quizá tengas reparos en empezar una práctica tan intensa

y que suena tan dura —no nos sorprende—. Sin embargo, deberías preparar una lista con las ventajas y los inconvenientes antes de rechazar esta opción. Intenta agregar ideas de tu propia cosecha a estas que te proponemos:

Ventajas

◆ Mi capacidad para dormir se volverá más automática.
◆ Dormiré toda la noche sin despertarme.
◆ Caeré dormido tan pronto como me acueste, y no permaneceré desvelado en un creciente estado de pánico.
◆ Ya no me preocuparé por si duermo o no, porque tengo un plan.
◆ Pasaré menos tiempo en la cama, con esa sensación de desamparo.
◆ No me dará apuro ir a la cama, al revés, tendré ganas de acostarme.
◆ Un sacrificio a corto plazo para un beneficio a largo plazo.
◆ Cuesta mucho vencer el insomnio, pero está demostrado que esta técnica funciona.

Inconvenientes

◆ Estaré más exhausto al principio.
◆ Será duro ceñirme a este plan los fines de semana.

Las ventajas superan con creces los inconvenientes, y los inconvenientes son asumibles. Solo te sentirás más cansado durante un par de días, mientras el cuerpo se ajusta a la nueva rutina, y sí, los fines de semana serán duros, pero puedes solucionarlo planificándote la mañana (por ejemplo: salir a dar un paseo, ir a comprar el desayuno a alguna tienda cercana, leer un libro en un bar ante una humeante taza de café) de modo que no te sientas abatido o aburrido cuando tengas que levantarte temprano, y te sientas menos tentado a romper las normas durmiendo un rato más.

Usa las ventajas para seguir motivado, y usa las dos tablas del capítulo 8 para desafiar cualquier pensamiento negativo que te invada. Si no consigues ceñirte al plan una noche, no pasa nada, simplemente vuelve a leer por qué lo estás haciendo y retoma la acción la noche siguiente.

Asimismo, asegúrate de comentar el plan con los que compartan casa o piso contigo, ya que su apoyo será valiosísimo cuando te encuentres en pleno proceso.

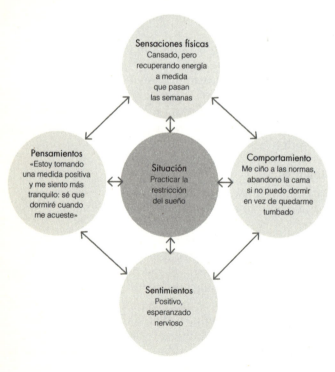

Sensaciones físicas
Cansado, pero recuperando energía a medida que pasan las semanas

Pensamientos
«Estoy tomando una medida positiva y me siento más tranquilo: sé que dormiré cuando me acueste»

Situación
Practicar la restricción del sueño

Comportamiento
Me ciño a las normas, abandono la cama si no puedo dormir en vez de quedarme tumbado

Sentimientos
Positivo, esperanzado nervioso

Los «imperdibles» del capítulo

✓ Si te acuestas solo cuando estés cansado, evitarás angustiarte de forma innecesaria.

✓ Empezarás a asociar la habitación y la cama con dormir, tanto física como mentalmente.

✓ La restricción del sueño provoca un sacrificio a corto plazo pero un beneficio a largo plazo.

Un último mensaje

¡*E*nhorabuena! Has llegado al capítulo final. Esperamos que te sientas más descansado que cuando empezaste a leer el libro.

Cruzamos los dedos para que estés en camino de tener y mantener unos buenos patrones del sueño, y que tu homeostato del sueño y tu reloj interno funcionen a la vez para afianzar las horas de sueño que necesitas.

El hecho de que hayas tomado medidas y elegido no aceptar la privación del sueño como un rasgo permanente de tu vida debería generarte un gran orgullo. Tal como ahora ya sabes, no puedes imponerte el sueño, pero puedes controlar cómo reaccionar ante él. Si notas que tus circunstancias han mejorado, tómate unos momentos para propinarte una palmadita en la espalda, o busca a alguien que te la dé, o destapa una botella de cava. Aplicar los cambios que recomendábamos debe de haber sido —y continuará siendo— duro, y es importante que te recompenses a ti mismo por tus logros, ya que ello puede suponer una motivación para continuar con lo que has aprendido (y si la recompensa adopta la forma de unas merecidas vacaciones con todo incluido, ¡mucho mejor!).

A fin de calibrar tus logros, te pedimos que contestes las siguientes preguntas:

1. Después de leer el libro, ¿cómo te sientes respecto al sueño?
A Igual — sin ningún cambio
B Un poco mejor — empezando a pensar en todo el proceso
C Mejor — adoptando las mejoras
D Sensacional — transformado

Si has contestado la opción A, ¿te has aplicado por completo en las estrategias? ¿Estás dispuesto a probar de nuevo? Si todavía sufres trastornos y el libro no te ha ayudado tanto como esperabas, te sugerimos que visites a tu médico de cabecera para que te recomiende un tratamiento adicional.

Si has contestado B-D, estamos muy contentas por ti, de verdad, y creemos que, a partir de aquí, si sigues poniendo en práctica todo lo que has aprendido, la situación no puede hacer más que mejorar.

2. **¿Qué habilidades y estrategias específicas has encontrado útiles, en particular?** Asegúrate de seguir incorporándolas a tu día a día, para que se conviertan en un proceso casi natural.
3. **¿Qué «imperdibles» enumerados al final de cada capítulo te han llamado más la atención?** Escríbelos en una libreta o en tu diario de modo que, cada vez que necesites un estímulo, puedas releerlos y motivarte.
4. **¿Con qué red de apoyo cuentas que te sirva para mantener lo que has aprendido?** Considera la opción de contarles a tu familia y amigos lo que estás haciendo, si no lo has hecho ya. Su apoyo será valiosísimo y te motivará; además, hablar sobre el tema puede aportarte una visión más clara o una perspectiva diferente. También puede mostrarte la cara divertida de una situación. Si te ríes de ti mismo y de la situación, conseguirás elevar el ánimo inmediatamente y te sentirás menos tenso, más feliz y con una mayor capacidad para sobrellevar la situación.
5. **¿Qué posibles obstáculos ves en el futuro que puedan desestabilizarte?** Escríbelos y luego busca posibles soluciones.
6. **Considera si realmente has dado —o no— una oportunidad a la TCC.** Si lo has hecho, magnífico. Si no, quizá deberías preguntarte a ti mismo el porqué. Si no solucionas tus problemas para dormir, seguirán reapareciendo. Si eres proactivo en cuanto a abordarlos, te sentirás mucho mejor. No tienes nada que perder, por probar de nuevo.

7. **¿Utilizas ahora tu habitación solo para dormir y para el sexo?**
   De no ser así, ¿piensas hacerlo?
8. **¿Has estado practicando los ejercicios de aquietamiento y de relajación? Y si la respuesta es afirmativa, ¿te han ayudado?**
   ¿Piensas continuar practicando, ahora que ha mejorado la calidad de tu descanso? Aunque las circunstancias hayan cambiado, no deberías abandonar todos los cambios positivos que has aplicado —beber café por la noche y trabajar hasta la madrugada es una invitación directa al insomnio, para que vuelva a hacer acto de presencia en tu vida.
9. **Vuelve a repasar la lista de verificación de síntomas del capítulo 2. ¿Detectas muchos cambios positivos?**
10. **¿Cuándo empezarás a pensar de forma diferente respecto al sueño?**
    A Ya lo he hecho
    B Hoy
    C Mañana
    D La próxima semana
    E El año que viene
    F Me da lo mismo

No existen respuestas correctas ni incorrectas a estas preguntas. Se trata de una oportunidad de calibrar cómo te sientes, y si hay determinadas áreas específicas en las que desees ahondar. Ahora dispones de las herramientas para perfeccionar tus patrones del sueño —dependerá de ti cómo decidas usarlas—. Uno de los mensajes fundamentales de este libro es que te des cuenta de que tienes opciones. Si estás entusiasmado con la idea de aplicar cambios, ahí va nuestra más sincera felicitación. Es realmente duro, pero gratificante. Y funciona.

Si todavía no has puesto en práctica algunas secciones de este libro, vuélvelas a leer y pruébalas; recuérdate cuál es tu objetivo y por qué. Es increíblemente difícil cambiar de actitud y de forma de pensar, sobre todo cuando llevas muchos años repitiendo los mismos hábitos. Con todo, es posible. A menudo, lo que más cuesta es precisamente considerar el hecho de hacer las cosas de forma diferente —y tú ya has superado esa fase—.

No te presiones en exceso para cambiar de la noche a la mañana: no pasarás de dormir tres horas a ocho horas en tan solo unas semanas. Estos cambios llevan su tiempo, pero es un tiempo bien invertido. Establece una fecha para volver a leer el libro —dentro de un mes, seis meses o un año—, para ver si tu enfoque es diferente y para mantener las ideas frescas en la mente. Asimismo, sigue hojeando la libreta. Resultará motivador ver hasta dónde has llegado, y recordarte a ti mismo los trucos y consejos que te han ayudado antes.

Ahora que —esperamos— duermes un poco mejor, puedes empezar a proyectar el futuro. Queremos que establezcas objetivos asumibles que den un sentido a tu empeño. Elige algún elemento con el que creas que todavía puedes avanzar —quizá aprender a relajarte como es debido, o a controlar el estrés—. Organízate para concentrarte en las estrategias relevantes a lo largo del próximo mes y actualiza tu diario del sueño con anotaciones sobre cualquier nuevo cambio. Dentro de un mes (asegúrate de que especificas una fecha en tu diario, de modo que sea «oficial») evalúa cómo te va, y si necesitas aplicar más cambios. Recuerda: unos pequeños ajustes pueden suponer una gran diferencia.

Los cambios pueden ser aterradores, pero todo lo que hemos expuesto en este libro está diseñado para influir de forma positiva en tu descanso y en cómo piensas y te sientes respecto al acto de dormir. ¡Eso es siempre positivo! Buena suerte con todo, y recuerda que no estás solo y que PUEDES dormir bien.

Lecturas recomendadas

◆ Colin Espie, *Overcoming Insomnia and Sleep Problems* (London, Constable & Robinson, 2006).
◆ Michael Perlis, Mark Aloia and Brett Kuhn, *Behavioural Treatments for Sleep Disorders* (London, Elsevier, 2011).
◆ Dennis Greenberg y Christine Padesky, *El control de tu estado de ánimo: manual de tratamiento de terapia cognitiva para usuarios* (Ediciones Paidós, 1998).

Agradecimientos

Gracias a todos aquellos que creyeron en este proyecto y que nos han ayudado a convertirlo en una realidad. Mil gracias a nuestras magníficas familias, en particular a Ben, Jack, Max y Edie. Nuestra más sincera gratitud también a Jane Graham Max, nuestra agente, por sus sabios consejos, a Kerry Enzor, nuestra editora, por su entusiasmo contagioso, y a Peggy Sadler, por sus excelentes conocimientos de diseño. Jessamy también desea dar las gracias a los psicólogos, profesionales de la salud y pacientes que la han ayudado a formarse, la han apoyado e inspirado.

ESTE LIBRO TE HARÁ DORMIR
SE ACABÓ DE IMPRIMIR
UN DÍA DE OTOÑO DE 2014,
EN LOS TALLERES GRÁFICOS DE LIBERDÚPLEX, S.L.U.
CRTA. BV-2249, KM 7,4, POL. IND. TORRENTFONDO
SANT LLORENÇ D'HORTONS (BARCELONA)

***
**
*